바른 먹거리가
답이다

100세시대

바른 먹거리가 답이다

초판 1쇄 2018년 01월 31일

지은이 • 백향선

펴낸이 • 채주희

펴낸곳 • 해피&북스

등록번호 ㅣ 제13-1562호(1985.10.29.)

등록된곳 ㅣ 서울시 마포구 신수동 448-6전화 ㅣ 031-962-8008

전화 ㅣ (02)323-4060,6401-7004

팩스 ㅣ (02)323-6416

디자인 ㅣ 은아BOOK

홈페이지 ㅣ www.elman.kr

전자우편 ㅣ elman1985@hanmail.net

ISBN ㅣ 978-89-5515-614-0 13810

값 13,800원

100세시대
바른 먹거리가 답이다

백항선 지음

바른 먹거리를 위한 77가지

해피&북스

제목 차례

에필로그

요즘 연일 먹거리가 사회의 이슈가 되고 있다. 최근 덜 익은 햄버거 패티를 먹고 소위 '햄버거 병'에 걸린 아이를 둔 한 부모가 맥도날드를 상대로 소송을 제기했다는 사실이 알려지면서 인과관계는 확인되지 않았지만 소비지 사이에서 불안감이 확산되고 있다. 잠시 후 네덜란드와 벨기에에서 살충제 성분인 '피프로닐'과 '비펜트린'이 검출되면서 계란의 안전성에 대한 불안과 공포가 확산되면서, 우리나라에서도 조사를 해보니 살충제 성분이 검출됨으로 인해 계란에 대한 소비자들의 불안이 증가되어 계란을 기피하는 현상이 나타났다. 조사를 하다 보니 열악한 환경에서 자란 닭이나 소에게 항생제를 먹여 닭고기나 소고기에서 항생제가 검출되어 지금까지 국민들이 즐겨 먹던 닭고기나 소고기에 대한 소비를 줄이려는 국민들이 증가하고 있다.

영국에서는 E형 간염 환자가 6년 새 3배 이상 급증한 주원인이 독일과 네덜란드산 돼지고기로 만든 소시지 등 육가공 제품 때문이라고 밝힘에 따라 소시지와 햄에 대한 공포도 생겨났다. 더욱 충격적인 것은 우리나라에서 친환경 농업으로 지정받은 농장에서 출하된 계란에서도 살충제가 검출되어 파장을 일으켰고, 아이들이 좋아하던 햄과 소시지도 믿을 수 없다는 분위기가 확산되어 먹거리 전반에 대한 불신이 증가하고 밥상 위에 올라오는 먹거리에 대한 불안이 더욱 증가하여 무엇을 먹어야 안전할까 하는 고민을 하고 있다.

지금까지 사회적으로 문제가 되고 있는 먹거리를 보면 이전에는 방송이나 신문에서 먹어도 좋다고 홍보가 되기도 하고 특별한 프로그램을 만들어서 먹는 것을 권장하기도 했는데 이제 와서는 건강에 나쁘다고 하니 국민들은 더욱 혼란스럽게 되고 무엇을 믿어야 할지 불안만 가중시키고 있다.

이러한 이유는 지금까지 밝혀진 우리의 건강을 위협하는 먹거리에 대해서 정확히 알지 못하기 때문에 방송이나 신문에서 보도한 단편적인 지식만을 듣고 판단하기 때문인 경우도 많다. 따라서 안전한 먹거리를 원한다면 안전한 먹거리와 우리의 건강을 위협하는 먹거리가 무엇인지에 대해서 정확히 알아서 구별할 줄 아는 지혜가 필요하다.

먹는 것이 우리 건강에 이렇게 지대한 영향을 끼치고 있는데도 TV에서는 무차별적으로 먹방이나 맛집 프로그램을 방영하고, 달콤하고 기름진 간식거리들로 소비자들을 유혹하고 있다. 또한 달콤한 과자와 색깔고운 아이스크림이 유혹하고 있고, 패스트푸드가 입맛을 자극하고, 화학조미료에 뒤덮인 간식거리가 아이들의 입맛과 취향을 길들이고 있다. 먹거리의 홍수 속에서 우리의 건강을 지키기 위한 바른 먹거리를 구별하고, 어떤 것이 우리 몸에 좋지 않은지, 또한 어떻게 먹어야 우리를 건강하게 하는지를 이 책에서는 다루고 있다.

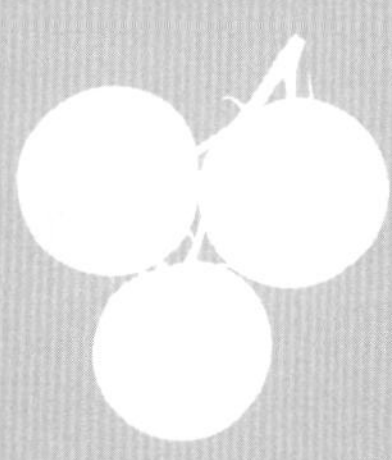

- 지은이 **백항선**

01

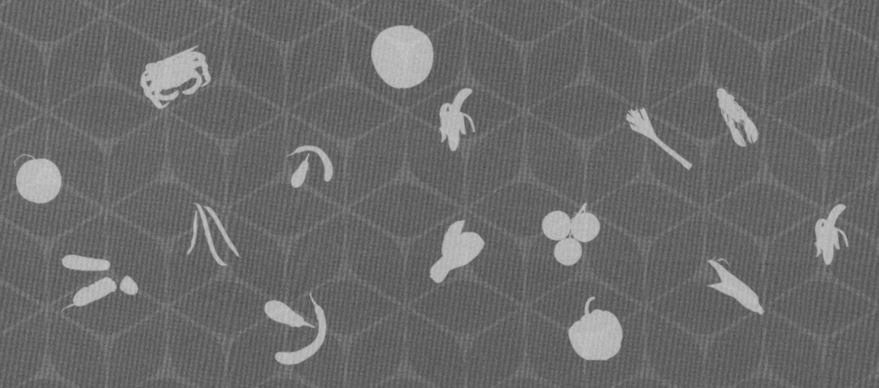

1. 건강은 바른 식습관이 만든다

우리 생활 속의 모든 음식물은 단순한 먹을거리를 넘어서 자연에서 얻어지는 귀한 선물이며 보약이라고 한다. 지구상에서 자라고, 날고, 헤엄치는 모든 것, 즉 모든 동식물이 거의 다 요리에 활용되어 지고 있는 것을 보면 우리 주변의 모든 것은 먹거리로 활용될 수 있다.

히포크라테스는 "음식으로 고치지 못하는 병은 약으로도 고칠 수 없다"고 했다. 우리말에도 "밥 잘 먹는 것이 최고의 보약이다."는 말이 있다. 이런 것을 약식동원(藥食同源)이라고 한다. 약식동원이라는 말의 의미는 "약과 음식은 근원에서 같다"는 뜻이다. 다시 말해서 "음식을 잘 먹으면 건강해진다"는 뜻이다. 그럼 잘 먹기 위해서 어떻게 해야 할까? 그것은 매우 복잡한 과정을 거친다.

음식물이 "어떤 물(좋은 물, 나쁜 물)을 만나느냐?", "어떻게 조리(찌고, 삶고, 볶고, 튀기고, 굽고, 익히고 등)를 하느냐?", "어떤 양념과 조미료를 만나느냐?", "그릇(쇠그릇, 나무그릇, 플라스틱)은 무엇을 쓰느냐?"에 따라 사람의 몸에 좋은 음식이 되거나 나쁜 음식이 된다.

그리고 사람의 손에 의해 조리된 음식이 사람의 뱃속으로 들어갔을 때, 그 사람의 의식 상태(즐거운 마음, 어두운 마음, 스트레스)나 소화기 및 건강 상태 등도 건강을 결정짓는 중요한 변수가 된다. 또한 음식물이 체내에 적정량이 흡수가 되었느냐? 체내에 얼마나 정체가 되었느냐? 누구와 같이 먹고 사느냐(환경적 요인)?. 좋은 음식이었느냐? 아니냐? 도 건강을 결정짓는 중요한 기준이 된다. 이처럼 음식물은 무수한 변수를 만나면서 사람을 건강하게도, 때로는 건강을 해치기도 한다.

이렇게 음식은 우리 몸에 중요한 역할을 함에도 불구하고 아무것이나, 색깔만 보고, 남이 먹으니까, 화풀이로, 배만 채우기 위해서, 그냥 심심풀이로 먹는 경우가 많다. 특히 식생활의 서구화, 입맛에 길들여진 편식, 야간근무를 핑계로 하는 야식, 화가 나서 먹는 폭식, 체질은 뒷전이고 흉내 내어 찾아가 먹는 미식, 이러한 식생활은 위장과 간, 췌장에 무리한 일을 하게 하고 그로 인하여 그 기능이 떨어지게 되는 악순환의 연속이 될 수 있다. 몸에 좋지 않은 음식을 한두 번 먹는 것은 괜찮지만 지속적으로 먹게 된다면 분명히 문제가 생기고 만다. 마치 가랑비에 옷 젖듯이 여지없이 건강을 잃게 된다. 결국에는 때 늦은 후회와 함께 새로운 다짐을 하게 되지만 이미 건강은 한번 잃으면 다시 찾기가 여간해서 쉽지가 않다.

과거 우리의 식습관은 곡류와 콩류, 채소, 어패류 등이 주를 이뤘으나 입맛의 서구화로 최근에는 쌀 대신 육류나 유제품, 과일과 설탕의 소비가 늘고 있다. 문제는 식생활의 변화에 따른 영양 불균형 상태가 질병 발생의 주요인이 되고 있다는 점이다. 우리나라 사람들의 먹을거리가 점점 고기 위주로 바뀌고, 환경오염이 심해지면서 서구 형 질병에 걸리는 사람들이 크게 늘고 있는 것이다.

　　최근 통계청의 통계자료를 보면 65세 이상 고령자의 사망 원인을 분석한 결과, 대장암과 당뇨병으로 인한 사망이 20년 전보다 약 7배 가까이 급증한 것으로 나타났다. 원래 대장암은 육식을 즐기는 선진국에서 많이 발생하였지만 점차 한국에서도 늘고 있다. 이러한 원인은 우리의 식단이 점차 서구화되어 육식이나 설탕을 많이 먹게 됨으로 인해서 대장암이나 당뇨병이 증가해 가고 있다는 것을 의미한다.

　　이처럼 건강하게 살기 위해서는 식습관이 중요한 것을 알 수 있다. 국어사전을 찾아보면 "습여성성(習與性成)"이라는 말이 있다. 그 말의 뜻은 "습관이 오래되면 마침내 천성이 된다"는 뜻이다. 즉 어릴 때부터 갖는 식습관이 평생을 지배하며, 결국에는 사람을 죽이고 살릴 수도 있음을 명심해야 할 것이다.

　　따라서 진수성찬을 많이 먹는 것이 중요한 것이 아니라 밥 한 공기, 김치 한 가지라도 정성스럽게 감사한 마음으로 먹는 마음자세가 중요하다. 즉 아무리 빈약한 음식이라도 즐거운 마음으로 먹는 습관을 기른다면 우리의 건강은 좋아지겠지만, 아무리 맛있는 음식도 맛없이 먹는 습관을 들이면 나쁜 영향을 미치고 결국에는 우리의 건강을 좀 먹게 된다는 것을 명심해야 한다.

2. 장수촌의 비밀

　불과 20년 전만 해도 60세를 넘기면 오래 사는 것이라고 친지들이 모여서 환갑이라는 파티를 열어 축하를 해주었다. 그러나 요즘 주변을 보면 환갑잔치를 벌이면 눈살을 찌푸리는 일이 많아졌다. 이유는 불과 10년 전에 비하여 수명이 대폭 연장되었기 때문이다.

　통계청의 자료를 보면 2015년 한국의 평균수명은 81.4세로 1983년 68.4세였던 것과 비교하면 평균 13세가 늘어난 것이다. 세계 최장수 국가는 일본으로서 83.5세이며, 다음으로는 2위 홍콩(83.3세), 3위 스위스(82.5세), 4위 호주(82.4세) 나타났다. 한국은 세계 240여 개국 중에서 10위를 차지하며, 이러한 추세라면 10년 뒤에는 100세 시대를 살게 될 것이라는 추측이 가능하다.

　서울대체력과학노화연구소 · 조선일보에서 발행한 장수의 비밀(건강하고 행복하게 100세를 사는 법)에 국내 100세 이상 장수한 150여명을 직접 만나 장수 비결을 채집한 결과를 보면 보통 사람들이 건강하고 행복하게 장수하는 생활 속의 방법을 과학적으로 제시하고 있다.

이 책에서 가장 먼저 관심을 끄는 대목은 장수인의 음식이 따로 있는데 첫째는, 제철에 나는 야채를 데쳐 먹었고(식물섬유는 발암물질, 콜레스테롤, 지방, 중금속 등을 흡착해 배출한다) 둘째는, 두부, 청국장, 콩자반, 두유 등 콩으로 된 음식을 즐겼으며(콩은 항암효과 외에 골다공증, 신장질환 등 만성질환 예방 효과가 있다) 셋째는, 삶은 돼지고기를 자주 먹었고(돼지를 삶으면 지방질과 나쁜 세균이 제거된다) 넷째는, 된장, 고추장, 간장 등 메주를 띄워 만든 재래식 장류를 즐겼으며(이들 음식에 항암효과가 있다) 다섯째는, 일하는 양만큼 규칙적으로, 고르게, 정해진 양을 먹었고 여럿이 함께 즐겁게 식사를 했다고 한다.

통계청의 2005년 100세 이상 고령자 조사 집계를 보면 2015년 11월 1일 기준 100세 이상 인구는 3,159명이고, 인구 10만 명당 5.5명인 것으로 나타났다. 시도별 인구 10만 명 당 100세 이상 고령자의 분포를 보면 가장 많은 곳은 제주로 17.2명이고, 2위는 전남으로 12.3명이고, 3위는 충북으로 9.5명, 4위는 충남으로 9.4명, 5위로는 강원으로 9.2명, 6위는 경북으로 8.9명, 7위는 전북으로 8.7명, 8위는 세종시로 6.8명, 9위는 대전으로 6.7명, 10위는 광주로 6.0명, 11위는 경기로 5.9명, 12위는 서울로 5.6명, 13위는 인천으로 5.5, 14위는 경남으로 5.1명, 15위는 부산으로 4.7명, 16위는 대구로 4.7명, 17위는 울산으로 3.8명으로 나타났다.

순위	시도	인구	10만 명당	순의	시도	인구	10만 명당
	전국	3,159	6.6	8	세종	13	6.8
	동지역	2,037	5.1	9	대전	93	6.7
	읍면지역	1,122	13.1	10	광주	86	6.0
1	제주	99	17.2	11	경기	692	5.9
2	전남	151	12.3	12	서울	521	5.6
3	충북	141	9.5	13	인천	152	5.5
4	충남	182	9.4	14	경남	161	5.1
5	강원	131	9.2	15	부산	155	4.7
6	경북	224	8.9	16	대구	102	151
7	전북	151	8.7	17	울산	42	3.8

인구 10만 명 당 100세 이상 고령자가 많은 시군구를 보면 충북 괴산시가 42.1명으로 가장 많고, 2위는 경북 문경시가 33,9명, 3위는 전남 장성군이 31,1명, 4위는 충남 서천군이 31,0. 5위는 경남 남해군으로 나타났다.

이처럼 장수지역을 지역별로 100세 인구의 수와 사회 환경의 관계를 분석한 결과 몇 가지의 공통점을 가지고 있었다.

첫째는 대도시보다는 농촌 지역이 장수인구의 수가 많은 것으로 나타났다. 장수인구가 많은 지역은 주로 농지가 많은 제주도, 전남, 충북 같은 지역이며, 농지가 적은 울산, 대구, 인천, 서울 같은 대도시는 장수인구가 적었다. 대도시보다는 농촌지역이 장수인구가 많다는 것을 알 수 있다.

둘째는 직업적으로 농업에 종사하는 사람들이 많은 지역이 장수인구의 수가 많은 것으로 나타났다. 장수 인구가 많은 지역은 주로 농촌

지역으로 스트레스가 적은 농업에 종사하는 인구가 많을수록 장수인구의 수가 많았으며, 상대적으로 도시지역은 스트레스가 많은 서비스업에 종사하는 사람이 많을수록 장수인구가 적다는 것을 알 수 있다.

셋째는 수질·공기도 깨끗할수록 장수인구의 수가 많은 지역으로 나타났다. 실제로 도시 지역의 경우 수질이나 대기오염 등 환경오염이 장수에 미치는 영향력이 크다는 사실도 알 수 있다.

결국 서울대체력과학노화연구소·조선일보와 인구센서스의 조사에 의하면 장수의 조건은 개인이 타고난 신체적 특성도 중요하지만 환경오염이 적어야 하며, 수질과 공기가 깨끗한 곳에서 스트레스를 받지 않고 즐겁게 살아야 장수에 좋다는 결과를 가져왔다.

아마도 일본이 최장수 국가인 이유 중의 하나는 콩으로 만든 생청국장(낫토)를 즐겨 먹고, 환경오염이 적고 수질·공기도 깨끗하기 때문이기도 하지만 노령이라고 해도 사회에 참여하여 건강하게 일하고 있기 때문에 스트레스가 적고 장수하지 않을까 한다.

3. 건강을 지키는데 기적이란 없다.

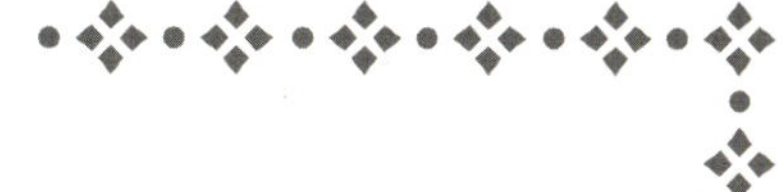

　　진시황제는 최초로 중국을 통일하는 과업을 이루었다는 점에서 중국역사상 독보적인 존재로 평가받는 인물이다. 그러나 그는 통일제국에 대한 지나친 집착으로 인해 폭군으로 부각되는 상반된 평가를 받고 있기도 하다. 그는 불과 13세의 어린 나이에 진왕에 즉위하였으며 49세의 나이로 사망했다.

　　옛 사람들의 가장 큰 관심은 불로장생이었다. 생활이 힘들고 음식이 충분하지 않아 병들고 일찍 죽는 것이 흔한 일이었으므로 건강하게 오래 산다는 것은 이미 그 자체가 개인의 건강 뿐 아니라 그에 따르는 사회적인 지위나 문화적인 수준 등 삶의 질을 나타내주는 말이었다.

　　천하통일의 대업을 이룩한 진시황제도 자신의 죽음에 대해서는 두려워하지 않을 수 없었다. 그리하여 그는 어떻게든 죽음을 피하고 싶었다. 그래서 진시황제는 서시(徐市)에게 어린 소년 소녀 3천명과 많은 보물을 실은 배들을 거느리게 하여 동해에 있다는 신선이 사는 섬에 가서 불로장생의 약초와 약을 구해오도록 하였다. 그러나 서시는 몇 년이 지나도록 약을 구하지 못하자 후환이 두려워 일본 쪽으로 도망쳐 버렸다. 그 후 진시황제는 자신을 비방한 460여명이나 되는 유생들을 붙잡아 구덩이를 파고 생매장해버렸다. 이것이 바로 갱유(坑儒)사건이다.

아무튼 진시황은 생존해 있는 동안 몸에 좋다는 모든 음식들은 다 먹어보았다. 일설에 의하면 하루에 200명의 요리사가 진시황제를 위해 매일 다른 요리를 만들이 바쳤다고 한다. 좋은 것만 먹은 진시황이 왜 49세의 나이에 사망한 것일까?

꼭 중국에서만 예를 들 것 없이 우리나라에서도 조선왕조 500년 동안 27명의 임금 중에서 60세 이상 사신 분이 불과 5명밖에 없었다. 왜 이런 현상이 나타나는 것일까? 먹고 싶은 것을 마음대로 먹고 하고 싶은 것을 마음대로 했음에도 불구하고 대부분이 단명하게 된 이유는 무엇일까? 그러한 이유 중에 하나는 궁녀가 많아서 정력을 낭비했기 때문이라고도 한다. 그래서 일부에서는 아무리 몸에 좋은 보약도 주색을 삼가고 과로하지 않으며 긍정적으로 생활하는 기반 위에서만 효과를 나타내는 것이라고 한다. 또 일부에서는 진시황이 너무 스테미너 음식만 먹었기 때문에 영양이 넘쳐서 성인병이 심해 오히려 사망하게 되었다는 설도 있다.

〈동의보감〉에 보면 "곡기가 원기를 이기게 되면 살이 찌게 되며 수명이 짧아진다. 그러나 원기가 곡기를 이기면 살도 찌지 않으며 장수할 수 있다." 라는 말이 나온다. 음식의 영양분이 우리의 생명을 유지하는 힘이 되는 것은 사실이지만 영양분이 우리의 생명력인 원기를 이기면 곡기에 지쳐서 오히려 원기가 줄어든다.

이처럼 무턱대고 먹성이 좋아서 많이 먹는 것이 건강의 근원이라고 생각하는 것은 큰 잘못이다. 많이 먹어서 체중이 늘어났다는 것은 그만큼 곡기가 원기를 눌렀기 때문에 성인병만을 가져올 뿐이다.

결국 우리가 사는 세상에는 불로초라는 것은 없을 뿐더러 건강을 유지하고 증진시키는데 기적이란 없다는 것을 깨달아야 한다. 결국 건강을 유지하기 위해서는 특이한 음식에 돈과 시간을 낭비하는 일보다 올바른 식사급관을 지켜가야 하겠다. 올바른 식습관을 지켜 가게 되면 틀림없이 성인병을 예방할 수 있고, 고질적인 성인병일지라도 치료할 수 있다.

4. 적게 먹어야 오래 산다.

　세계보건 기구(WHO)는 건강은 신체적, 정신적, 사회적으로 안녕한 상태로서 단순히 아프지 않거나 병약하지 않다는 것에 국한되지 않는다고 정의를 내리고 있다. 이 정의는 건강의 개념을 단순히 신체만으로 국한하지 않고 정신적, 사회적으로도 평안해야 함을 의미한다.

　우리 아이들이 살아갈 환경은 점점 오염되어가고 있으며 교통이 발달함에 따라 먹거리는 생산지에서 지구 한 바퀴를 도는 곳까지 이동되어 판매, 조리되고 있다. 갈수록 복잡해진 환경과 식생활 습관의 변화는 스트레스를 더하고 많은 질병과 고통의 원인을 낳고 있다.

　옛날 고대 사람들은 질병의 원인을 원한을 품고 사람에게 재앙을 내리는 못된 영혼의 저주로 생각했다고 한다. 철학과 종교관이 생기면서 신이 병을 내린다고 믿거나 별자리이동으로 병이 생긴다는 학설도 있었다고 한다.

　현대에는 식원병(食原病)이라 하여 모든 병의 원인이 먹는 음식에 있음을 말해준다. 다시 말하면 한평생 먹고 있는 식품 중 어떤 성분이 원인이 되어 생긴 병이라는 뜻이다. 과학자들도 질병의 원인이 음식으로 인한 영향이 크다는데 입을 모으고 있다.

실제로 우리나라에서 가장 많이 팔리는 약이 소화제이며 병원을 찾는 환자의 60%가 위장병 환자라는 사실은 이젠 놀랄 일도 아니다. 이처럼 우리나라 사람들이 다른 나라에 비하여 위장병 환자가 많은 이유는 무엇일까? 그것은 바로 우리나라 사람들이 과식하는 식습관에서 기인한다. 먹거리가 풍요해짐에 따라 그 동안 먹지 못한 한풀이라도 하듯이 우리는 너무 먹어 대고 있다. 그러다 보니 우리 몸이 한계를 벗어나 비만이 되기도 하고, 위장병에 걸리는 것이다.

진시황제나 조선시대 때 왕들이 단명한 이유를 보면 못 먹어서가 아니라 너무 많이 먹어서 문제가 되었다. 그들이 먹는 것을 일반인들처럼 절제하였다면 오히려 더 오래 살 수 있었을 지도 모를 일이다.

우리 속담에 "과식은 소식만 못 하다"고 한 것도 많이 먹는 것보다는 적게 먹는 것이 좋다는 것을 강조하고 있다. "허약한 사람을 기운 나게 한다고 기름진 음식을 무리하게 먹으면 도리어 더 약해진다."는 말이 있는데 이는 건강하게 살기 위해서는 기름진 음식을 너무 많이 먹어서는 않된다는 것을 강조하고 있다. 영국에서는 "먹지 못해 굶어 죽는 사람보다 너무 먹어서 죽는 사람이 더 많다."고 하여 많이 먹는 것을 모든 병의 근본적 원인이라고 보았다.

5. 풍족함이 오히려 수명을 단축시킨다.

어린 시절에 즐겨 먹던 음식들이 어른이 되어 먹어보면 맛도 그 맛이 아니고 초라하게 여겨지는 게 사실이다. 어린 시절에 먹던 물고구마는 입에 안겨지는 달콤한 간식이었는데 지금은 그 토양이 아니어서인지 빛깔 좋은 호박고구마가 대신 자리하고 있고 부드럽고 질척한 물고구마는 모습을 감추어 버렸다.

60년대를 살아온 성인들은 풍족함에 겨워하는 아이들을 보면서 가끔 걱정하는 듯이 보릿고개 이야기를 자주한다. 보릿고개란 가을에 수확한 양식은 바닥이 나고 보리는 미처 여물지 않은 5~6월을 말한다. 따라서 농가에서는 식량이 모자라 굶주리며 힘들어 했으며 풀뿌리나 나무껍질로 배고픔을 달래던 어려운 시절을 말한다.

그러나 요즘의 아이들은 보릿고개가 무엇인지 아는 아이는 거의 없다. 부모가 아이들에게 어릴 때는 먹을 게 없어서 배고프고 힘든 어린 시절을 보냈다고 하면 아이들은 "빵 먹으면 되지"또는"라면 먹으면 되지"라고 말하는 경우가 많다. 돈이 없어서 그랬다고 하면"은행에서 찾으면 되지"라고 말한다. 부족함이 없이 자란 아이들에게는 가난이나 배고픔에 대해서 아무리 말해도 그 상황을 이해하기는 어렵다. 참 쓸쓸한 이야기다.

　보릿고개를 경험하던 1950년대, 먹는 것이 부족했던 1960년대에는 걸리던 병은 주로 못 먹어서, 영양의 불균형으로 영양실조가 가장 큰 질병이었다. 요즈음은 먹는 것만큼은 걱정하지 않게 되었고 이제는 양으로 식사를 하던 시대에서 질로 승부를 하는 시대로 전환하였다. 그런데 지금처럼 영양이 풍부한 식사를 하며 의술이 발달한 시대에 이름 모를 각종 질병들이 새롭게 생겨나는 이유는 무엇 때문일까?

　자연치유학자들은 그것은 바로 먹거리가 풍성해지면서 새로운 유전형질을 가진 음식물을 먹거나, 식습관의 잘못 때문에 병이 새로 생겨나기 때문이라고 말한다. 의학자들은 질병을 일으키는 병균도 결국은 입이나 코로 전염되기 때문에 어찌 보면 먹는 것이라 할 수 있다고 한다. 결국 지금 우리가 만나고 있는 모든 병은 먹어서 생기는 것이라고 할 수 있다. 따라서 예전에 비해서 생소한 질병들이 생겨난 이유는 결국 먹거리가 풍부해지고 먹지 않던 것을 먹게 되다 보니 생긴 것이라고 유추해볼 수 있다. 즉 배고픔을 채우려는 시대에서 식도락을 즐기기 위한 문화로 바뀌어 가면서 예전에는 알지 못했던 희귀한 질병들이 많이 생겨났다는 것이다. 예를 들면 AIDS, 광우병, 괴질, O157, 조류독감, 각종 암 등인데 이름조차 너무나 생소한 질병들이 많이 생겨난 것이다.

　이러한 경우를 광우병에도 적용해 볼 수 있다. 광우병이란 1986년 영국에서 처음 보고되었는데 소의 뇌에 구멍이 생겨 갑자기 미친 듯이 포악해지고 정신 이상과 거동불안, 그리고 난폭해지는 등의 행동을 보이는 만성 신경성 질병이다. 문제는 광우병에 걸린 소의 뇌가 특정부분이 스폰지처럼 변형되어 각종 신경증상을 보이다가 폐사하며, 광우병에 걸린 소를 사람이 먹게 되면 2년~ 5년의 다양하고 긴 잠복기와 불안, 보행 장애, 기립불능, 전신마비 등 임상증상을 보이다가 결국은 100% 사망하는 치명적인 만성 진행성 질병이다.

광우병의 시작은 영국의 소 사육업자들이 70년대부터 소에게 양고기를 사료로 먹이기 시작하면서부터라는 것이다. 원인이야 여러 가지를 유추해볼 수 있지만 가장 강력한 것은 소는 원래 초식동물인데도 불구하고 성장을 빠르게 하기 위하여 사료에 동물성 사료를 넣어 줌으로써 소는 예전에는 먹어보지 못했던 새로운 유전자가 들어옴에 따라 그것을 소화하기 위하여 스트레스가 증가했을 것으로 보는 것이다. 결국 소는 심한 스트레스로 인하여 소의 뇌가 구멍이 뚫려 스펀지처럼 변형되어 사망하게 된다는 것이다. 문제는 사람이 광우병 걸린 쇠고기를 먹게 되면 똑같이 광우병에 걸려서 사망하게 된다는 것이다.

이처럼 소도 매일 먹던 초식에서 벗어나 동물성 사료를 먹게 됨에 따라 스트레스를 받아 뇌에 구멍이 뚫리는 광우병에 걸렸듯이, 사람 또한 예전에는 먹어 보지 못했던 새로운 음식들로 인하여 식도락은 즐거워졌지만, 이로 인해서 우리의 몸에서는 소화를 어떻게 시켜야 할지를 몰라서 스트레스를 받게 되고 이런 연유로 인해 이름 모르는 질병들이 증가하고 있다고 할 수 있다.

과학적으로도 현대인들은 먹을거리가 풍부해진 반면 신체 활동량은 급격히 줄어들었기에 인슐린이 제대로 만들어지지 않거나 제 기능을 하지 못해 여러 가지 비만과 당뇨 등 성인병이 복합적으로 나타나고 있다. 극단적으로 말해 '초식동물'에 가까웠던 한국인에게, 서양인에게는 거의 100년에 걸쳐 일어난 식생활의 변화가 최근 20·30년 사이에 급작스럽게 일어났다. 서구 형 식사 패턴이 도입되고 육류 섭취가 늘어나면서 한국인의 평균 콜레스테롤 수치는 1990년까지만 해도 평균 161mg/ml이였으나 2016년에는 190mg/ml·200mg/ml 정도로 기준 수치인 150mg/ml을 훌쩍 넘어섰다. 게다가 한국인은 유전적으로도 중성지방을 처리하는 능력이 서양인에 비해 떨어져 대사증후군과 관련된 질환으로 인한 사망률이 더욱 증가하고 있다.

이처럼 현대인들은 이제 못 먹어서 생기는 병이 아니라 너무 지나친 영양 상태로 과거와는 달리 과부화가 걸려서 병에 걸린다는 것을 명심해야 한다.

6. 암은 잘못된 식습관에 의해서 발생한다.

이제는 "어디서 무얼 먹을까?"를 고민하기 보다는 "얼마만큼 빼내 주느냐?"가 관건이 된 시대가 된 것이다. 지나친 먹을거리와 몸무게의 증가로 인해 세균과 질병의 요인도 많아졌기 때문이다. 따라서 이제는 영양학을 다시 써야 한다. 그 옛날 헐벗고 굶주린 때의 기준이 된 영양학을 21세기에 들어선 지금 넘쳐나는 먹을거리로 골치를 썩고 있는 현대인들에게 적용하기는 어렵기 때문이다.

현대인들에게 지금의 모든 먹을거리는 사람의 체질이나 특성을 고려하지 못하고 일정한 기준에 따라 대량생산, 대량소비의 공장생산 체제로 만들어진다. 불과 100년 전에는 화학비료나 농약이나 수은이 함유된 제초제를 뿌리지 않고도 신선한 식품을 섭취할 수 있었다. 그러나 지금은 화학비료나 농약은 물론이고 식품이 가공되어 깨끗하게 보이기 위한 화학첨가물에 의한 정백식품을 비롯해서, 육식 위주의 식단과 식품의 과잉 출하, 화학물질로 가득한 인스턴트식품, 공장에서 만든 가공식품의 전성기로 우리들의 아이와 가족과 이웃이 비판 없이 받아들이며 먹고 있는 실정이다.

소비자들은 유명 식품회사의 홍보 전략에 판단력을 잃어버리게 되고, 간편하게 먹을 수 있는 패스트푸드의 외형적 풍요만을 구가하는 식생활을 하고 있기 때문에 이 시대는 어쩔 수 없이 질병의 발생 원인을 식사에서 찾는 식원병인 암이 걷잡을 수 없이 급격히 늘어 갈 수 밖에 없는 지경에 도달한 것이다.

암은 현재의 식생활 실태를 반영한 결과물이다. 공장에서 만든 화학 첨가물이 들어 있는 가공식품을 자주 먹으면 신체는 이상한 물질을 소화하기 위하여 스트레스를 받게 되거나, 축척되어 혈액이 오염될 수밖에 없다. 따라서 혈액의 오염은 인간의 신체에 변이를 일으키면서 각각의 장기가 이상신호를 보내게 되는 것이다. 이것이 병의 시작을 알리는 증상이며, 이 증상을 무시하고 산다면 암으로 발전하게 된다. 그러나 이러한 증상을 위험신호로 알고 식습관을 바꾸면 다시 원래 상태로 돌아갈 수 있다.

암이 식생활에 관련되어 발생하는 병이라는 것을 알려주는 연구보고가 있다. 암이 부부 간에 잘 걸리는지, 부모 간에 잘 걸리는지를 연구한 것이 있다. 아버지와 그의 자녀, 어머니와 그의 지녀가 암에 걸리는 확률보다는 부부가 함께 암에 걸리는 경우가 더 적다는 연구 결과를 얻었다. 그 이유는 부부는 결혼하기까지 최소 20년~25년 이상 성인이 되기까지 서로 다른 가정에서 다른 식생활을 영위하며 살아 왔기 때문에 식습관의 차이 때문에 암이 적게 걸린다는 것이다. 그러나 부부와 자녀의 경우는 오랜 기간 식습관을 같이하기 때문에 암 발병률이 높다는 것이다.

여기서 우리가 중요하게 보아야 할 것이 바로 자녀이다. 자녀는 유아기부터 모든 식생활을 부모와 같이 하기 때문에 어머니와 자녀, 또는 아버지와 자녀는 암에 걸릴 확률이 높아진다는 것이다.

결국 한 가정에서의 잘못된 식습관은 부모에게 그치는 것이 아니라 사랑하는 자녀에게도 치명적인 병을 안겨주는 결과를 초래한다는 것이다. 따라서 그런 폐해를 반복하지 않으려면 제대로 된 먹을거리를 선택할 줄 아는 지혜를 가져야 하며, 아이들에게도 올바른 식생활 습관을 길러주는 가르침이 필요한 때이다.

7. 먹는 것이 성격을 바꾼다.

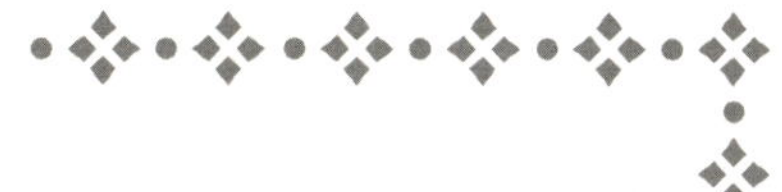

　미국의 어느 한 교도소에서는 교도소 내 폭력 사건으로 골머리를 앓던 중 회색빛이었던 교도소 벽을 마음의 안정을 주는 은은한 분홍색으로 색깔만 바꾸었더니 폭력이 현저히 줄어들었다고 한다. 그 교도소에서는 거기서 멈추지 않고 재소자들을 두 편으로 나누어서 한쪽은 평소와 같은 인스턴트 음식만 먹게 하고, 다른 한 쪽은 철저히 자연친화적인 음식만을 먹게 하는 식으로 철저한 음식을 관리하는 실험을 하였다. 그 결과 인스턴트 음식만을 먹었던 쪽에서는 예전과 다를 바 없이 폭력도 있었고, 출소 후에 재범률이 오히려 증가하는 현상을 보였다. 반면에 자연친화적인 음식을 먹는 쪽에서는 폭력이 현저히 줄어들었으며, 퇴소 후에 재범률까지 줄어들었다고 발표하였다.

　위의 보고는 사람의 성격이 벽의 색깔이나 먹는 식습관만 바꾸어도 변할 수 있다는 가능성을 보여준 사례이다. 즉 식습관의 변화만으로도 난폭한 성격이 바뀌어 사회에 순응할 수 있다는 것을 알 수 있다. 이와 관련하여 또 한 가지의 예가 있다.

인류의 역사가 시작이 될 때는 사람들은 모두 O형의 혈액형을 가지고 있었다고 한다. 그 때의 특징은 주로 수렵생활로 먹을거리를 해결하였다. 그러나 BC 2000년이 되면서 수렵이 아닌 한 곳에 정착하여 농경생활을 시작하면서 질병과 바이러스에 따른 돌연변이로 A형이 출현하였다. A형들은 수렵생활과 채집생활에서 좀 더 진보한 농경생활을 주도하게 된다. 아프리카에서 유럽, 유럽에서 아시아, 아시아에서 아메리카로 이동하면서 유목민이 등장하는 과정에서 B형이 발생했고, 이질적인 집단인 코카서스인 A형과 몽고인 B형들 간의 혼합형으로 AB형이 만들어지게 되었다. 이처럼 각각의 혈액형들이 태어난 곳도 다를 뿐더러 사람의 성격이나 기질에도 영향을 미치는 것은 육식과 채식 중 어떤 것을 많이 먹느냐, 이동하면서 사느냐, 정착해서 사느냐가 영향을 준 것이다. 따라서 육식이나 이동을 좋아하면 할수록 O형에 가깝고, 채식이나 정주를 하면 할수록 A형에 가깝다는 것을 알 수 있다.

오늘날 강대국인 미국인들의 혈액형을 보면 O형 인구가 전체의 약 46%를 차지한다. 그래서 그런지 옛날 사람들은 O형이 많아서 인지 수렵이나 유목을 즐겨하였다는 것을 알 수 있다. 또한 수렵생활로 생존을 영위했던 인디언은 O형이 90% 이상이었다는 것을 보아도 먹는 것에 대한 사람의 성격과 체질에도 영양을 미친다는 것을 알 수 있다.

외국 중에서도 우리처럼 A형이 압도적으로 많은 나라는 독일(약 42%)과 일본(38.1%), 중국(27%), 그리고 영국 순이다. 독일인들의 식습관을 보면 식탁에서부터 생명의 존엄성을 길들이고 자연스러운 먹을거리로 자녀를 교육한다. 독일의 발도로프 대안 학교는 아이의 체질과 기질 별로 예체능교육과 급식을 하고 농사를 체험하게 하고 작은 집도 지어보는 다각도의 전인교육에 중점을 두고 있다.

일본이 세계적인 장수국가로 성장하게 된 원인을 분석해보면 생선을 많이 먹고, 적게 먹자는 소식주의가 사회적인 주류를 이루었기 때문이라고 볼 수 잇다. 이러한 사회적인 의식은 자연스럽게 아이들에게도 밥상머리에서 교육이 이루어졌으며, 장수국가로 성장하는 원동력이 되고 있다.

요즘의 아이들이 참을성이 부족하고 성격이 신경질적으로 변해서 심하면 폭력성이 높아진다고들 한다. 이렇게 아이들의 성격이 변해가는 이유로 확신할 수는 없지만 많은 사람들은 인스턴트 음식의 폐해로 생각하고 있다. 앞의 예에서도 보았듯이 재소자들이 인스턴트 음식만을 먹게 되면 재범률이 높다는 연구결과를 보아도 인스턴트가 아이들 성격 형성에 좋지 못한 것을 알 수 있다.

따라서 아이들이 어릴 때부터 바른 먹거리를 먹을 수 있도록 하는 밥상머리 교육은 교육으로서의 가치 그 이상의 한 사람의 인생 전체를 좌우하는 중요한 변수가 된다는 것을 알 수 있다.

02

1. 친환경 농업의 진실

    친환경농업이란 합성농약, 화학비료 및 항생제·항균제 등 화학자재를 사용하지 않거나 사용을 최소화하고 농업·수산업·축산업·임업 부산물의 재활용 등을 통하여, 생태계와 환경을 유지·보전하면서 안전한 농·축·임산물을 생산하는 산업이다.

    즉 농업의 환경보전기능을 증대시키고, 농업으로 인한 환경오염을 줄이며, 친환경농업을 실천하는 농업인을 육성하여 지속가능하고 환경 친화적인 농업을 추구하는 것을 목적으로 한다.

    최근 국민경제가 발전하여 소득수준이 향상되면서 소비자들은 고품질 안전 농산물을 원하고 있으며, 비록 가격수준이 일반농산물에 비해 높다고 하여도 건강과 환경보전을 생각하여 유기농산물 등 친환경농산물을 소비하려는 경향이 차츰 증가하고 있다.

    국제 농업환경과 국내 소비자의 기호변화 그동안 증산위주로 농약, 비료에 의존한 결과 농업환경이 악화되어 지속적인 농업생산에 위협을 느끼고 있어 환경과 조화된 친환경농업 실천이 필요하다.

친환경 농산물에는 크게 저 농약 농산물, 무 농약 농산물, 전환기유기 농 농산물, 유기농 농산물 등 4단계가 있으며, 그 중에서 우리가 말하는 유 기농이라고 하는 것은 유기농 농산물을 의미하는 것이나 친환경 농산물 전체로 오해하고 있는 경우가 많다. 예를 들면 저 농약 농산물, 무 농약 농 산물, 전환기유기농 농산물까지를 유기농으로 인식하고 있다는 것이다. 그러나 엄밀한 의미에서 저 농약 농산물, 무 농약 농산물, 전환기유기농 농산물, 유기농 농산물은 큰 차이가 있다. 그 차이를 보면 다음과 같다.

표-2-1 친환경 농산물 인증기준

구분	내용
유기농 (ORGANIC) 농림축산식품부 유기농산물	3년 이상 농약과 화학비료를 사용하지 않고 재배한 농산물을 말한다. 환경을 보전하고 소비자에게 안전한 농산물을 공급하기 위해 농약과 화학비료 및 사료첨가제 등의 합성 화학물질을 사용하지 않거나, 최소량만 사용하여 생산한다.
무농약 (NON PESTICIDE) 농림축산식품부 무 농약 농산물	농약(화학적으로 합성시킨 유기합성농약)을 전혀 사용하지 않으며, 화학비료는 권장 사용량의 3분의 1 이내로 사용한 농산물을 말한다.
유기가공식품 (ORGANIC) 농림축산식품부 유기축산물	항생제, 합성항균제, 호르몬제가 포함되지 않은 유기사료를 급여하여 사육한 축산물이다. 농업생태계와 환경을 보전하며 생산된 축산물을 의미한다.
무항생제 (NON ANTIBIOTIC) 농림축산식품부 무항생제	항생제나 항균제를 사용하지 않고 무 항생제 사료를 먹여서 기른 축산물을 의미한다.

- 출처 : 농산물 품질 관리원 -

친환경 농산물로 인증된 상품에는 인증표지, 생산자, 품목, 생산지, 포장장소, 전화번호, 인증기관명, 인증번호가 함께 표시되어 소비자에게 안전한 친환경 농산물이라는 사실을 증명한다.

친환경 인증은 전에는 국립 농산물 품질 관리원에서 시행하다 사설기관인 한국유기농협회로 인증에 대한 관리가 이전되었다가 지금은 (사)한국친환경인증기관협회에서 시행하고 있다.

정부가 살충제 계란 파문을 계기로 실시한 전국 산란계 농장 1천239곳에 대한 전수조사에서도 친환경 농가(683곳)는 320종 농약 검사를 전부 했지만 일반농가(556곳)는 27종만 검사를 했다. 특히 이번에 피프로닐만큼이나 국민에게 충격을 준 DDT 성분은 27종에 포함되지 않아 친환경 농가에서만 검사가 이뤄졌다. 이런 점을 고려하면 일반 농가도 DDT 검출 가능성은 충분하지만 검사 기준 자체가 없다 보니 이런 사실을 확인할 방법조차 없다. 전국 산란계 농가의 절반 정도를 차지하는 일반 농가 계란에 대한 검사를 너무 소홀히 한 것 아니냐는 비판이 제기되는 이유다.

아울러 농식품부는 전국 모든 산란계 농장에서 도축되는 노계에 대해 27종 농약과 DDT 검사를 하겠다고 발표했지만 문제는 정작 일반 계란에 대해서는 아직 이렇다 할 대책이 없다. 농식품부는 "일반 계란의 잔류농약 검사항목에 DDT를 추가하는 방안을 검토하겠다."고 밝혔다.

2. 친환경 인증 제도의 진실

　　우리 농업은 농약에 대한 의존도가 너무 높다. 한마디로 농약대국(農藥大國)이다. e-나라지표(2014)의 자료를 보면 한국의 농약 사용량은 11.3kg/ha을 사용하는 것으로 나타나 세계 4 · 5위를 차지하고 있다. 우리나라는 덴마크의 7배, 뉴질랜드의 12.8배, 미국의 5.9배에 이른다. 세계보건기구(WTO)와 국제노동기구에 의하면 한국은 단위면적당 농약 사용 양 세계 2위를 기록하고 있다. 또한 전체농민의 20~40%가 농업에 관련된 중독경험이 있는 것으로 나타났다.

　　농약의 위험성은 한국뿐만 아니라 세계적인 문제로 대두되고 있다. 현재 전 세계적으로 12,000가지 이상의 화학물질이 농약으로 등록되어 있고 매년 250만 톤가량이 살포되고, 매년 3백만 명 이상의 심각한 농약 중독환자가 발생하며, 2만 여명이 직업적 농약 노출로 사망한다고 한다. 이와 함께 식품의 안전성에 대한 소비자의 불신이 날로 커지고 있는 가운데 건강하게 오래 살고자 하는 욕구는 더욱 강해져 언제부턴가 우리 사회에 웰빙 바람이 강하게 몰아치고 있다. 웰빙 바람은 자연스럽게 먹는 것에 관심을 가지게 되었고, 특히 식품업계만큼 웰빙 바람이 거센 곳도 없다.

요즘 출시되는 식품 치고 웰빙을 강조하지 않은 제품이 없을 정도다. 음식 문화는 이미 21세기에 들어서면서 친환경, 유기농, 생식 등의 키워드로 요약할 수 있었다. 대형 마트에는 유기농 채소만을 모아 파는 부스가 생기고, 레스토랑마다 친환경 농법으로 키운 재료만을 쓴다는 홍보 전략을 내세우기도 한다. 이런 경향 속에 일반 제품의 2배가 넘는 돈이 들어도 유기농만을 고집하는 주부들이 점차 늘고 있는 것이다.

정부는 이러한 국민적인 요구에 의해 소비자에게 보다 안전한 친환경농축산물을 전문인증기관이 엄격한 기준으로 선별·검사하여 정부가 그 안전성을 인증해주기 위해 친환경농축산물 인증 제도를 도입했다.

친환경농축산물이란 환경을 보전하고 소비자에게 보다 안전한 농축산물을 공급하기 위해 유기합성 농약과 화학비료 및 사료첨가제 등 화학자재를 전혀 사용하지 아니하거나, 최소 량 만을 사용하여 생산한 농축산물을 말한다.

친환경농축산물 관리 토양과 물은 물론 생육과 수확 등 생산 및 출하단계에서 인증기준을 준수했는지의 엄격한 품질 검사와 시중 유통품에 대해서도 허위표시를 하거나 규정을 지키지 않는 인증 품이 없도록 철저한 사후관리를 하고 있다.

친환경농산물 인증은 국립농산물 품질관리원과 민간전문 인증기관이 엄격한 기준으로 심사한 후 인증하여 소비자에게 안전하고 신뢰성 있는 친환경농산물을 공급하는 제도다. 친환경농산물 인정을 받으려면 국립농산물품질관리원 또는 민간인증기관에 신청하여야 한다.

친환경농산물 인증을 받으면 친환경 인증마크를 생산물에 부착할 수 있는데 그 동안 인증종류가 많고 인증 받은 제품임을 표시하는 인증 마크가 다양해 쉽게 구분하기 어렵고 혼란스러워 이해하기 어렵다는 소비자들의 지적에 따라 2012년 1월, 총 9개 형태로 운영되고 있던 인증제도 표지를 1개의 공통표지로 만들었다. 하나의 마크만 기억해도 농림축산식품부가 인정한 안전한 우리 농산물임을 확인할 수 있도록 하기 위해서다.

유기농 인증마크는 화학비료와 농약을 사용하지 않고 재배한 친환경농산물(유기농)을 말하며, 축산물의 경우엔 유기 사료를 먹이고 항생제와 항균제를 사용하지 않고 사육한 축산물을 인증하는 표시다. 또 HACCP(위해요소중점관리기준) 마크는 식품의 원재료부터 제조, 가공, 보존, 유통, 조리단계를 거쳐 최종 소비자가 섭취하기 전까지의 각 단계에서 발생할 우려가 있는 위해 요소를 규명하여 식품의 안전성을 확보하기 위한 과학적인 위생관리체계를 인증한다.

그림-2-1 친환경 인증 마크

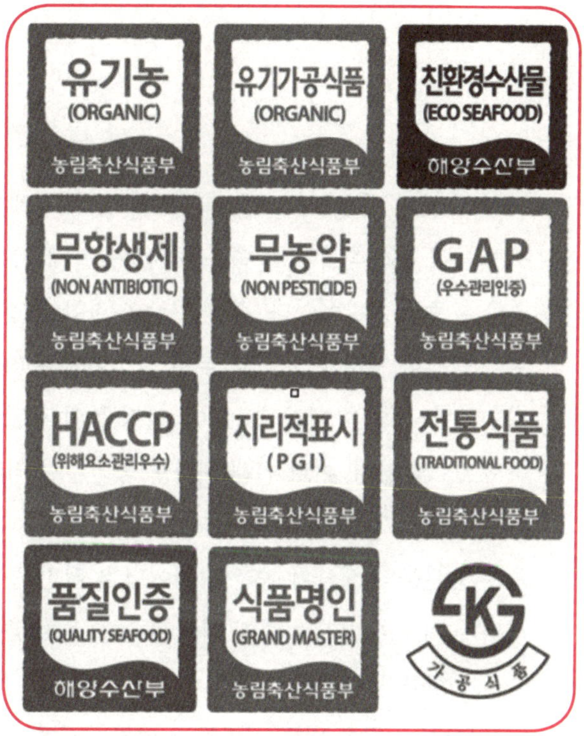

– 출처 : 농산물 품질 관리원 –

3. 유기농의 진실

1960년대 이후 30여 년간 우리의 농업 정책은 경제 성장을 뒷받침하기 위한 증산 위주의 정책을 추진하였는데, 그 방법은 화학 영농과 다수확 품종의 개발이었다. 증산 위주의 화학 농업이 쌀의 지급은 이루었으나 극심한 생태계의 파괴, 토양 산성화와 유기물 함량의 감소를 초래해 토양을 거의 황폐화시켰으며, 점점 농약을 많이 사용해야 하는 악순환으로 이어졌다. 이로 인해 대다수 농민들이 피해를 입었고, 먹거리 또한 안심하고 먹을 수 없게 된 지 오래다. 또한 WTO 체제가 출범하면서 우수 농산물의 생산이 농촌이 살아남기 위한 중요한 요소의 하나로 인식되기 시작하였다. 이렇게 파괴된 농촌과 토양을 살리고 건강하고 우수한 농산물을 생산하기 위한 대안으로 대두된 것이 유기 농법이다.

이러한 경향은 다른 나라들도 마찬가지여서 세계 식품 시장의 화두는 단연 '유기농'이다. 농약이나 화학비료 등 인체에 유해한 물질을 사용하지 않은 청정지역에서 생산한 건강한 먹을거리를 찾아 나서는 소비심리와 이에 부응한 농업 및 가공 산업의 발달이 이 시장을 이끌어가고 있다.

그러나 우리가 알고 있는 유기농산물의 개념은 '친환경 농산물'을 잘못 알고 있는 경우가 많다. 농림수산부에서 정의한 유기농법을 보면 '유기농법이란 일체의 화학 비료, 유기 합성 농약(농약. 생장조절제. 제초제), 가축 사료 첨가제 등 일체의 합성 화학 물질을 사용하지 않고 유기물과 자연광석, 미생물 등 자연적인 자재만을 사용하는 농법을 말한다.' 즉 아무 것에도 오염되지 않은 순수한 농산물을 말한다.

요즘은 친환경 유기농법으로 농사를 짓는 농가가 증가하고 있는데 예를 들면, 쌀겨를 발효시켜 잡초를 제거하고 비료 효과도 가져오면서 제초제를 사용하지 않기도 하며, 또한 참게를 길러 참게로 하여금 잡초 제거와 흙을 파고 들어가 농작물을 잘 자라게 하기도 한다. 비료 대신 퇴비를 사용하게 되면서 밭에는 지렁이가 많아지고 지렁이의 배설물은 퇴비가 되고 지렁이가 지나간 길은 공기의 통로가 되어 농사가 잘되는 효과를 얻게 된다는 것이다.

그러나 유기농법에 의한 농산물의 진실여부를 일반 소비자들이 판단하기에는 어렵기 때문에 정부에서는 소비자에게 보다 안전한 친환경농산물을 전문인증기관이 엄격한 기준으로 선별·검사하여 정부가 그 안전성을 인증해 주는 친환경 농산물 인증 제도를 만들어 사용하고 있다.

소비자보호원의 조사에 따르면, 일부 식품의 경우 유기농의 총 함량이 100%가 아니면서 '유기농 100%'와 같은 표시를 해서 소비자들을 헷갈리게 한다는 것이다. 유기가공식품에 '유기농 100%'표시를 하려면 유기농산물 이외에 어떤 식품 또는 식품첨가물도 최종 제품 안에 남아 있지 않는 식품이어야 하기 때문이다. 그런데도 불구하고 한 이유식 제품은 '100% 유기농 우리 쌀, 100% 유기농 과일·야채'라고 표시하고 있다. 어떤 빵은 '100% 유기 밀 우리 밀 빵'이라고 표시하고 있다. 이러한 제품은 전체 함량 중 유기농 함량이 일부에 불과하지만, 언뜻 유기농 총 함량이 100%인 것처럼 보이게 하고 복잡하게 표시하여 소비자들을 현혹하게 하거나 헷갈리게 한다는 것이다. 따라서 농산물을 살 때는 친환경 인증 마크를 꼭 확인하고 어떤 식품 또는 식품첨가물도 최종 제품 안에 남아 있지 않는 식품을 사는 것이 현명한 선택이 된다.

모두가 유기농산물을 애용하면 좋겠지만 유기농은 말 그대로 생산량이 적고 손이 많이 가기 때문에 일반 농산물보다 채소 · 야채류는 2배 이상 차이 나기 때문에 쉽게 구입하기가 어렵다. 그러나 이러한 유기농 야채를 꼭 먹어야 할 분들이 있다. 바로 임산부, 미취학 아동, 환자들이다.

태아가 태내에서 엄마가 먹는 모든 것을 흡수하기 때문에 임산부는 무해한 것을 먹어야 하며, 미취학 아동은 뇌가 한창 발달하는 상태이기 때문에 신선한 영양을 공급하고 뇌를 자극하기 위해서 유기농을 먹어야 하며, 환자는 면역력이 많이 떨어져 있기에 필요한 영양분을 잘 섭취해야 하는데 오염된 음식을 먹게 되면 회복기간이 길 뿐 아니라 건강에 치명적일 수도 있기 때문이다.

4. 동물복지농장의 진실

　　살충제 계란파동이 발생하면서 정부의 축산정책은 말할 것도 없고 이들을 직접 생산하는 축산농가에 대한 소비자의 신뢰가 바닥에 떨어졌다. 이로 인해 축산물의 생산에서 유통과 소비에 이르기까지 전 과정의 안전 관리를 근본적으로 바꾸어야 한다는 주장이 제기되고 있다. 이러한 가운데 정부에서는 공장형 밀집사육을 지양하고 동물복지형 농장을 확산하는데 주력하기로 해 관심을 끌고 있다.

　　동물복지(動物福祉, 영어: animal welfare)에 대해서는 다양한 정의가 있는데 농림식품부에서는 동물복지란 인간이 동물을 이용함에 있어 윤리적 책임을 가지고 동물이 필요로 하는 기본적인 조건을 보장하는 것이라고 하였으며, 구체적으로는 동물의 5대 자유(배고픔 · 영양불량 · 갈증, 불편함, 통증 · 부상 · 질병, 두려움 · 고통으로부터의 자유와 정상적인 행동 표현

자유)를 충족시켜 주는 것을 말한다. 세계동물보건기구(OIE)에서는 동물복지를 건강하고 안락하며 좋은 영양 및 안전한 상황에서 본래의 습성을 표현할 수 있으며, 고통 · 두려움 · 괴롭힘 등의 나쁜 상태를 겪지

않는 것으로, 이를 위해서는 질병예방, 수의학적 처치, 적정한 축사, 관리, 영양, 인도적 취급 및 도축·살처분이 요구되는 것을 말한다. 영국은 동물복지 단체인 '왕립동물학대방지협회(RSPCA)'를 만들어 모든 합법적인 수단을 통하여 모든 동물에 대한 학대를 예방하고 실천을 도모하며 고통을 완화한다는 사명 하에 운영되고 있으며 영국의 동물방지법을 집행하면서 로비, 캠페인, 교육활동 등을 수행하고 있다.

농림축산식품에서는 동물복지농장이란 동물이 본래의 습성을 유지하며 정상적으로 살 수 있도록 관리하는 농장이라고 정의하고, 2012년부터 '동물복지 축산농장 인증제'를 시행하고 있다. 동물복지 축산농장 인증제는 높은 수준의 동물복지 기준에 따라 인도적으로 동물을 사육하는 소·돼지·닭·오리농장에 대해 국가에서 인증하고, 인증농장에서 생산되는 축산물에 대해 동물복지 축산농장 인증 마크를 표시하게 한다. 인증마크는 포장 색과 맞추어 녹색·빨강·파랑으로 표시할 수 있다.

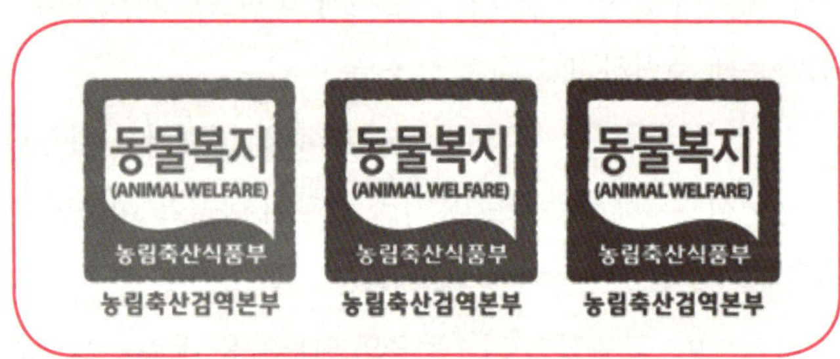

그림-2-2 동물복지 축산농장 인증 마크

동물복지농장은 2012년 산란계를 시작으로 2013년 양돈, 2014년 육계, 2015년 한육우·젖소·염소, 2016년 오리농장에 대한 인증이 시작되어 현재에 이르고 있다. 동물복지농장을 인증받기 위해서는 「동물복지 축산농장 인증기준 및 인증 등에 관한 세부실시요령」 5조에 의해 축종별 개별 인증기준에 적합판정을 받아야 한다. 동물복지농장 인증을 받은 농장에 대해서는 농림축산검역본부에서 운영하는 동물보호관리시스템(http://www.animal.go.kr)에서 확인할 수 있다.

정부에서는 기존 축산농가에 대해서도 유럽연합(EU) 기준 사육밀도 준수 의무화를 앞당겨 당초 2027년에서 2025년으로 앞당기고, 동물복지형 농장 비중을 2017년 104개(8%)에서 2025년 30%까지 확대할 예정이다. 또는 신규 진입하는 농가에서는 2018년부터 유럽연합(EU) 기준 사육밀도(마리당 0.075m2) 또는 동물복지형 축사(평사·방사·개방형 케이지)가 의무화된다.

동물복지형 농장의 핵심은 단위 면적당 사육 두수를 줄여 동물의 복지를 높이고, 항생제 미사용, 깨끗한 분뇨 처리를 통해 동물들의 건강을 높이는 것이다. 현재 산란계 농장은 공장형 밀집사육을 하기 때문에 좁은 케이지에서 닭을 키워 질병이나 전염병에 취약하다. 따라서 농장주들은 생산성 향상을 위해 어쩔 수 없이 항생제를 많이 사용할 뿐만아니라 동물들이 매우 열악한 한경에 놓여 있어 동물들이 불안과 스트레스를 받기 때문에 제품의 질도 떨어지는 구조로 되어 있다. 동물복지형 농장을 하게 되면 사육 두수가 줄어들어 생산성이 약해질 것이라는 주장도 있지만 오히려 축사에서 동물들이 건강하게 자라고 빠른 성장속도를 보이고 있으며 생산 비용 감소와 함께 품질이 높아짐에 따라 공장식 축사에서 사육되는 것과 비교해도 경제적인 손해는 거의 없다는 것이 학자들이 공통된 생각이다. 그러나 동물복지형 농가의 비중을 획기적으로 끌어올리기 위해서는 정부가 축산농가 현대화 자금이나 직불금 등을 지원하는 등 인센티브를 대폭 강화해야 한다.

동물복지 축산농장 제도 자체가 동물들에게 쾌적한 사육환경을 제공하고 스트레스와 불필요한 고통을 최소화 하여 동물이 건강해지기 때문에 건강한 동물로 생산되는 축산물은 안전하다는 것이 일반적인 견해다. 따라서 앞으로 축산물을 구매할 때는 꼭 동물복지 축산농장 인증 마크를 확인하고 동물복지 축산농장에서 생산된 제품을 구매한다면 그만큼 나와 가족의 건강을 지키는데 중요한 역할을 하게 된다. 동물복지 축산농장 인증을 받은 축산물을 구매하려면 동물보호관리시스템에서 구매처를 확인하고 구매할 수 있다.

5. 유전자 변형 조작 (Genetically Modified Organism) 식품의 진실

우리가 현재 먹고 있는 식단의 20% 정도는 유전자 변형식품이라는 충격적인 보도가 있었다. 실제로 우리의 밥상 위에는 유전자 변형식품인 콩, 토마토, 감자, 옥수수, 호박, 밀, 사탕무, 옥수수, 귀리, 쌀, 건포도 등 약 50여개 품목이 올라오고 있으며, 이것으로 만들어진 옥수수전분, 두부, 두유, 물엿, 콩기름, 감자 칩 등 우리 생활 곳곳에 깊숙이 침투해 있다. 특히 토마토는 남아메리카에서 유럽인들이 가져와 과거 500여년 이상 수많은 유전적 변형을 거치면서, 조그맣고 쓴 맛이었던 원래의 맛이 거의 남아있지 않게 되었다.

기록에 의하면 유전자 변형식품이 처음 세상에 등장한 것은 1994년도에 미국에서 유전자 변형식품이 판매되기 시작하면서 부터이다. 이를 GMO 식품 즉 유전자변형농산물(Genetically Modified Organism)을 유전자 조작식품, 또는 유전자 재조합 식품(GE 식품)이라고도 부른다.

유전자 변형식품이란 일반적으로 생산량 증대 또는 유통, 가공 상의 편의를 위하여 유전공학기술을 이용하여 기존의 번식 방법으로는 나타날 수 없는 형질이나 유전자를 지니도록 개발하여 합성 혹은 증대, 축소를 해서 만들어내 신품종을 식품화한 것으로 정의할 수 있다. 유전자 조작이 벼나 감자, 옥수수, 콩 등의 농작물에 행해지면 유전자 변형 농작물이라 부르고, 이 농산물을 가공하면 유전자 재조합 식품이라고 한다.

유전자 조작 식품이 인체에 미칠 수 있는 영향은 확실하게 검증되지는 않았지만 지금까지 나타난 문제점을 나누어 보면 크게 알레르기를 유발하거나, 독소를 발생하거나, 항생물질의 내성이 증가하여 우리의 신체에 영향을 미칠 것이라는 가능성이 제기되고 있다. 또한 도입된 유전자가 원래 그 종에는 없는 새로운 성분을 만들기 때문에 이 과정에서 생산되는 물질이 예상치 못한 독성을 나타낼 가능성도 있다.

실제로 1988년부터 89년에 걸쳐 미국에서 유전자 조작 기술로 생산한 트립토판을 원료로 사용한 건강식품에 의해 다수의 사상자가 발생한 사건이 있었다. 트립토판은 필수 아미노산이므로 대량 섭취하는 것이 아니라면 그 자체로 인체에 유해한 것은 아니었다. 그러나 일본 쇼와(昭和)전공에서 유전자변형에 의해 개조한 세균을 미국에서 수입하여 그것으로 트립토판을 만들어 추출, 정제하여 미국시장에 판매하였다. 문제는 유전자가 조작된 박테리아에 의해 발생된 물질이 건강식품에 불순물로 남으면서 문제가 된 것으로 추정된다. 이 사건으로 근육통, 호흡곤란, 기침, 발진, 사지부종 등의 다양한 증상이 일어났다. 그중에서 근육통 증후군(EMS)'은 미국을 중심으로 약 6천여 명에게 발생하고, 적어도 38명이 사망했다. 피해자는 주로 여성에게 집중되었다.

이 사건은 유전자조작 물질에 의해 만들어진 식품이 예측하지 못한 대규모 피해를 일으켰다는 점에서 GMO 식품의 안전성 문제에 대해 시사하는 바가 크다. 또한 이 사건은 유전자조작 기술이 야기할 수 있는 재해를 처음으로 보여준 사례로, 이 기술이 아직 완성된 것이 아니며 예측불허의 사태를 일으킬 수 있다는 것을 실증한 것으로 평가할 수 있다. 그럼에도 불구하고 미국에서는 국가 전략의 하나로 유전자 변형식품의 개발과 보급을 권장한고 있다는 보고가 있다.

미국의 몬산토사와 이라이릴리(Eli-Lily)사는 소의 젖을 대량으로 생산하기 위하 소의 생장호르몬 BST"라는 제품을 개발하여 미국의 목장에 사용하고 있으며, 전 세계로 공급을 확대하고 있는 실정이다. 그러나 소의 생장호르몬 BST에 대해 전문가를 비롯해서 소비자 단체의 반대운동 또한 만만치 않은데 그 이유는 소의 생장호르몬 BST가 사람의 인체에 들어가게 되면 호르몬 불균형을 조장하고, 우유 알레르기를 만들어내며, 여성에게는 유방암의 원인 물질을 제공한다는 것이다.

뿐만 아니라 수입미국농산물의 68%가 유전자변형조작 식품이고 한국은 1991년도에 912천 톤을 들여온 이래 98년도에는 1,261천 톤을 들여오고, 그리고 2000년대에는 그 수량이 엄청나게 증가했음은 두말할 나위가 없을 것이다.

우리나라에서는 외국에서 들어오는 확인되지 않은 유전자변형조작 식품으로부터 우리 밥상을 시키기 위해서 '생명안전 윤리모임'이라고 하여 경실련환경정의시민연대, 그린 훼밀리 운동연합, 기독교환경운동연대, 녹색연합, 녹색소비자연대, 소비자 문제를 연구하는 시민모임, 참여연대 과학기술 민주화를 위한 모임, 한국여성민우회, 환경운동연합, 한국건강연대 등의 소비자단체들이 뜻을 가지고 활동하고 있다.

지금까지의 사례들을 보면 일부의 유전자변형조작 식품의 심각성이 나타나기는 했지만 모든 유전자변형조작 식품에 대해서는 아직 유익함과 해로움이 정확히 검증되지는 않아 좋고 나쁨을 판별하기는 어렵다.

그러나 유전자변형조작 식품이 유익한 것이냐 해로운 것이냐를 따지기 이전에 인류가 그동안 한 번도 먹어보지 않았던 식품 또는 인간이 먹어 본 적 없는 미생물이나 세균의 유전자가 포함된 식품이라는 점에서, 수 천 년 동안 먹어옴으로써 검증되어 온 다른 식품들과는 달리 근본적인 위험성을 안고 있다고 할 수 있다.

그럼에도 불구하고 별다른 검증 없이 외국의 유전자변형조작 식품 이 버젓이 우리 식탁에 오르고 있다. 그리고 국내에서는 제초제 저항성 벼 · 배추 · 고추 · 치커리 · 페튜니아 · 감자, 바이러스 내성 토마토 · 고 추 · 감자, 역병저항성 고추 등과 같은 유전자변형조작 식품이 만들어지 고 있다.

나름대로 여러 시민단체에서는 "우리 밥상 지키기"를 모색하고 있 으나, 거대한 힘으로 밀고 들어오는 농산물 수입개방의 압력과 신상품 개발의 유혹을 지혜롭게 헤쳐 나갈 수 있을 지는 미지수다. 따라서 건강 을 지키기 위해서 가장 시급한 것은 소비자들이 유전자변형조작 식품 인지 자연식품인지를 구별하여 자연식품을 구입하도록 하는 것이 좋은 방법이라 하겠다.

6. 가공식품의 진실

가공식품은 식품의 원료인 농산물·축산물·수산물의 특성을 살려 보다 맛있고 먹기 편한 것으로 변형시키는 동시에 저장성을 좋게 한 식품을 말한다. 요즘 마트에 가면 주부들의 일손을 덜어 주고 간편하게 먹을 수 있는 가공식품이 상당히 많은 부분을 차지하고 있는 것을 알 수 있다. 그만큼 수요가 있기 때문이지만 그만큼 안전에 대한 불안도 높다.

가_ 가공식품의 역사

불의 발견은 인류의 평균 수녕을 비약적으로 증가시켰다. 체온을 유지할 수 있으며 사나운 맹수나 독충을 쫓아버리고 가열 조리한 음식을 먹으므로 건강을 유지함은 물론 훈연이나 열에 의한 건조를 이용하여 식품을 저장하게 되었다. 이와 같은 가열, 훈연, 건조방법은 지금까지도 식품 가공의 기본 원리가 되고 있다. 가열은 이러한 위해요소를 제거하는 효과만 있는 것이 아니라 살균으로 인한 저장성 확보 및 맛을 좋게 하는 가장 기본적인 식품가공 방법이다. 그러나 불을 발견한 이후로 인류는 가열, 또는 건조하거나 소금에 절이는 것 그리고 자연 발효된 음식을 섭취하는 것 이외에 특별한 조리법은 발달되지 못하였다.

그러다가 1795년 나폴레옹 전쟁 당시 니콜라스 아페르란 사람이 병조림을 통한 살균방법을 개발하여 장기간 식품을 저장하는 방법을 개발하였으며 이를 이용하여 1810년 영국에서 지금의 캔 통조림을 개발한 것이 근대 식품가공의 효시라 할 수 있다.

그 후 지금까지 200여 년간 식품산업은 그야말로 획기적인 발전을 거듭하여 지금은 생물공학뿐 아니라 우주과학 기술까지 식품산업에 도입되어 최첨단 기술로 만든 식품을 시장에서 쉽게 만날 수 있다. 의약산업과 생물공학에서 세포 건조에 쓰이는 동결건조 방법을 도입하여 커피를 제조하고 분자량을 분리해 내는 기술을 이용하여 식재료 속에서 미량의 유용 성분을 얻기도 하며 초고압을 이용하여 동식물 먹거리에서 필요한 부분만을 추출해내는 기술, 순수화학 기술을 이용하여 식품원료를 정제하는 기술 등은 인류의 식생활을 윤택하게 바꾸어 놓았다. 뿐만 아니라 이러한 원리를 잘 이용하여 각 식품마다 적절한 방법으로 가공하여 지금의 수많은 종류의 식품이 개발된 것이다.

나_ 가공식품의 종류

최근 식생활의 변화와 가공기술의 발전에 따라 가공식품의 소비가 급격히 증가하고 있다. 한국인의 전체 식품소비량 중 가공식품이 차지하는 비율은 다른 나라와 비교하면 아직도 낮은 편이다. 그러나 국민소득의 향상과 함께 여가선용을 위한 레저 붐과, 시간을 절약하면서 간편한 조리를 원하는 주부의 의식 변화로 인해 가공식품의 소비는 갈수록 증가하고 있는 추세이다.

가공식품의 종류를 보면 다음과 같다.

구분	종류
통조림 · 병조림	과일류 · 채소류 · 육류 · 생선조개류 등
건조가공식품	오징어 · 박고지 · 호박고지 · 무말랭이 · 북어 · 김 · 미역 · 다시마 · 고사리 · 도라지 등
절임 가공식품	김치류 · 장아찌류 · 젓갈류
설탕절임 가공식품	잼 · 마멀레이드 등
훈연가공식품	햄 · 소시지 · 생선 조개 훈연제품
냉동가공식품	조리 또는 반 조리 식품을 냉동한 것
발효식품	청주 · 맥주 · 약주 · 위스키 · 과실주 · 간장 · 된장 · 고추장 등
레토르트 가공식품	카레 · 스파게티 소스 · 해시드 소스 등
냉동건조식품	커피 등
인스턴트식품	라면, 햄버거용 고기, 튀김용 새우 등

– 출처 : 네이버 백과사전 –

– 인스턴트 음식

인스턴트 음식은 가공음식 중에서도 간단하면서도 짧은 시간 안에 조리할 수 있으며, 이동성이나 보존성이 높은 식품을 모두 말한다. 인스턴트식품은 최근의 냉동 · 건조 기술의 발달에 의하여 품질을 손상하지 않고 복원이 가능하며, 장기보존에 견딜 수 있도록 개량된 식품들이다. 인스턴트식품의 가장 큰 장점은 일반적으로 무엇보다 간편함과 빠른 시간 안에 요리할 수 있다는 것이다.

현재 시중에 나와 있는 인스턴트식품은 최근 밥(햇반, 햅쌀밥, 흑미햇반), 국(미역국, 북어국, 우거지 사골국, 해장국), 국밥(쇠고기국밥, 미역국밥, 콩나물국밥, 우거지 된장국밥) 등으로 종류가 다양해지고 있다. 이들 인스턴트식품은 1인용 혹은 2인용으로 포장돼 있으며 3분 안에 완성되는 식품들이 많다.

인스턴트식품들은 우리 생활에 편리함을 주지만 제조과정에 있어서 섬유질과 대사 영양소인 비타민, 미네랄이 거의 제거되어 칼로리만 있고 영양은 없어 비만을 일으킨다는 지적을 받고 있다. 이와 함께 오랫동안 보존을 해야 하기 때문에 방부를 목적으로 하는 합성 보존료, 색깔과 향을 유지하기 위한 발색제와 향료, 맛을 내기 위한 화학 조미료 등 인체에 유해한 첨가물들이 많이 포함되어 있어 피부병 등을 유발한다는 것이다.

– 패스트푸드

가공 식품 중에서 패스트푸드는 주문하면 곧 먹을 수 있다는 뜻에서 나온 말로 햄버거·도넛·닭튀김과 같이 가게에서 간단한 조리를 거쳐 제공되는 음식을 말한다. 1960년대부터 보급되기 시작하였고, 한국에는 1970년대에 들어와 간편하다는 장점과 젊은 층의 양식화 경향에 따라 수요가 늘어나고 있다. 패스트푸드에는 지방과 소금, 당분 등의 함량이 높다. 따라서 이러한 식품은 칼로리만 높고 다른 영양소는 적어서 정크푸드(junk food, 쓸모없는 식품)라고 불린다. 그러나 이러한 정크푸드는 먹기에 편리하고, 달콤하여 한번 맛을 들이면 좀처럼 헤어나기 힘들고, 계속 먹게 된다. 특히 아이들이 즐겨먹는 피자, 햄버거, 치킨 등은 단백질과 지방 함량이 높아서 비만의 원인이 되며, 고 칼로리보다 해로운 것은 튀김과정에서 음식 자체에 함유되는 트랜스지방산이 문제가 된다. 이러한 정크푸드를 많이 섭취하면 고혈압, 심장질환, 비만, 당뇨 등 각종 성인병의 원인이 된다.

가공식품의 100g당 열량을 보면 다음과 같다.

표-2-3 가공식품의 100g당 열량

식품명	열량 (kcal)	식품명	열량 (kcal)
푸레이크류	375	사골곰탕	25
쇠고기카레	85	미트볼	133
햄버그스테이크	120	3분카레	85
3분짜장	95	미역국(건조)	300
육개장(건조)	400	비빔면	373
매운콩라면	430	열라면	433
짜장파티	427	스낵면	425
후레쉬참치	155	야채참치	125
콤비네이션피자	250	햄버거	256
핫도그	280	프라이드치킨	1조각/70g 210kcal
콜라	1컵 135l	치킨버거	1개 334

다. 가공식품을 안전하게 먹는 방법

가공 식품은 말 그대로 빠르고 편리하게 요리를 도와주기 때문에 우리의 주변에서 사라지기보다는 더욱 많은 식품이 나올 것이다. 따라서 전혀 사용하지 않은 것이 어려울 뿐만 아니라 건강에 특별히 신경이 쓰인다면 다음과 같이 안전하게 먹는 방법을 알아두는 것이 좋다.

– 유효기간을 확인해야 한다.

가공식품을 구매할 때 꼭 주의해야 할 것은 유효기간을 확인하여야 한다. 유효기간이 지난 것은 방부제가 들어 있어 상하지 않는 경우도 있지만 형질이 변경되기 쉽다.

– 포장지에 구멍이 없어야 한다.

외형상 제품이 부풀어 오른 것이나 포장지에 바늘구멍(pin hole현상)

이 발생한 것은 구매해서는 안 된다. 제품이 부풀어 오르거나 바늘구멍이 있는 것은 내용물이 누설되거나 부패, 변질된 것일 수 있기 때문이다. 따라서 제품의 취급 시나 구매 시에는 포장에 바늘구멍이 있는지 확인해야 한다. 바늘구멍 확인은 보통 물통 속에 넣어 눌러보면 공기방울이나 내용물의 분출 유무를 보고 쉽게 확인할 수 있다.

　– 성분표시를 확인한다.

　인스턴트식품을 구매할 때는 겉 포장지에 있는 성분표시를 확인하여 식품에 들어 있는 가공 설탕, 소금, 첨가물의 양이나 종류를 확인하여 이들의 양이 많이 들어 있거나 확인되지 않은 첨가물이 들어 있는 가공식품은 구매하지 않는 것이 좋다.

　– 안전한 포장용기를 선택한다.

　포장용기가 해롭지 않거나 버리고 조리할 수 있는 것을 선택해야 한다. 포장용기의 화학물질들 중 잔류하고, 식품과 접촉하게 되면 인체에 영향을 미치기 때문이다. 실제로 플라스틱 용기에 열을 가했을 때 인체에 유해한 성분이 녹아나오게 된다. 따라서 컵라면 등과 같이 뜨거운 열을 가해야 하는 용기는 화학 물질이 나와 그것을 먹게 되면 인체에 축적되게 된다. 물론 용출량이 인체에 해롭지 않은 법적 허용치를 넘지는 않지만 반복 사용하며 축적될 경우에는 인체에 유해하다는 것이다. 따라서 인스턴트식품을 안전하게 먹으려면 포장용기에서 내용물을 꺼내어 안전한 도기나 자기 제품을 이용해 조리하는 것이 좋다.

7. 트랜스 지방의 진실

가. 트랜스 지방의 정의

요즘 트랜스 지방이 문제다. 건강에 해롭다는 동물성 기름을 피하기 위해 동물성 버터 대신 식물성 마가린을 찾는 사람이 많다. 그러나 최근 '식물성 기름은 유해하지 않다'는 종래의 학설이 부분적으로 깨지고 있다. 트랜스 지방 때문이다. 트랜스 지방이 들어간 모든 음식을 판매할 수 없도록 법안을 만들어 가는 것을 보면 문제가 많기는 많다. 그럼 트랜스 지방이란 무엇일까? 트랜스 지방은 식물성 지방이다. '그런데 식물성 지방이 왜 몸에 나쁜 거지?'라는 의문이 들 수 있다.

그렇다면 우선 지방에 대해서 정확히 알아야 한다. 지방은 우리의 내장기관을 보호하며, 체내에서 농축된 에너지를 공급해 주는 공급원이고, 머리를 맑게 해주는 기능을 하므로 우리가 생존하기 위해서 꼭 필요한 물질이다.

원래 지방은 상온에서 고체 형태를 이루는 기름을 말하며 액체 상태인 기름과는 구별하지만, 본질적인 차이는 없다. 지방에는 소, 돼지기름 및 버터와 같은 동물성 지방과 마가린, 쇼트닝, 마요네즈와 같은 식물성 지방으로 나누어진다. 동물성 지방은 포화지방으로 나쁜 콜레스테롤도 많고 우리 몸에 쌓여서 비만과 동맥 경화, 고지혈증 등을 일으키나, 식물성 지방은 불포화 지방으로 몸에 쌓이지 않고 우리 몸에 이롭다. 마찬가지로 생선 기름은 동물성 기름이지만 식물성처럼 몸에 좋다.

그럼 트랜스 지방은 왜 만들어지는가? 액체상태의 식물성 유지는 유통기간이 짧고 저장과 운반에 문제가 많다. 따라서 식물성 기름을 이동하기 편리하고, 보관이 쉽고, 좀 더 맛있게 만들기 위해 수소를 첨가해 식물성 기름을 고체화하는 과정에서 생기는 지방을 트랜스지방이라 한다.

결국 식물성 기름의 고체화는 식물성 기름을 버터처럼 맛있게 만들어보고자 노력하는 과정에서 발견된 것인데 수많은 연구와 실험의 결과, 식물성 기름이 버터처럼 고소한 풍미를 내기는 했지만 그것이 건강에는 치명적이니 이것은 마치 식물성 기름의 성형부작용이라고 말할 수도 있겠다. 바삭바삭한 튀김이나 과자가 맛있어 보이지만, 여기에는 바로 우리의 생명을 단축하는 트랜스 지방이 많이 들어 있음을 알아야 한다.

나. 고체 기름의 종류

우리가 사용하고 있는 고체 기름은 버터, 마가린, 쇼트닝이 있으며 그 특징을 보면 다음과 같다.

– 버터

버터는 칼로리가 높으며 소화흡수율이 아주 좋기 때문에(98%) 유아의 발육, 병약자의 영양보급에 알맞다. 버터는 요리에 사용하면 향기가 좋아져서, 각종 음식물을 조리할 때도 버터가 들어가면 더욱 맛이 난다. 또한 버터는 향미가 우수하여 제과 제빵에 많이 사용하는데 풍미가 가장 뛰어나고 크림화 되는 성질이 좋아 자주 사용한다. 그러나 잘 풀어지지 않아 반죽이 어렵고 가격이 비싸다는 단점이 있다. 그리고 버터는 100g당 열량은 721 kcal이나 트랜스지방 부담은 줄어들지만, 콜레스테롤이 증가할 위험이 있다.

버터 단가가 마가린이나 쇼트닝보다 비싸서 원가부담이 생겨 비교적 가격이 싼 마가린이나 쇼트닝 대신 버터를 사용하는 곳이 많다.

– 마가린

마가린은 식물성, 동물성 또는 혼합한 것으로 만든 것이다. 녹는 온도가 낮아 재료와 잘 섞이므로 작업하기가 버터보다는 훨씬 수월하며, 영양 면에서도 버터와 흡사해 많이 사용하고 저렴하다는 장점이 있다.

– 쇼트닝

원래 쇼트닝은 미국에서는 라드(돼지기름) 대용으로 발명한 것으로서 식빵이나 페이스트리에 많이 사용하고 있다. 쇼트닝은 무염, 무취의 식물성 유지로 바삭한 맛을 더해주지만 그 외 다른 맛은 없다. 마가린이 80%가 지방인 반면 쇼트닝은 거의 100%가 지방이다.

문제는 트랜스지방은 자연계에서는 존재하기 않기 때문에 체내에 들어가게 되면 소화가 되어야 하는데 트랜스 지방산의 98%를 분해하지 못하고 체내에 축적이 된다는 것이다. 결국 트랜스지방은 체내에서 분해되지 못하고 체지방으로 축적되므로 비만과 고지혈증을 유발하게 된다. 나아가 혈액의 콜레스테롤 함량을 높여 동맥경화나 심장질환 등을 일으키는 요인이 된다. 또한 트랜스 지방 섭취를 2%만 늘려도, 심장병 발생 위험이 25% 증가되고, 유방암 발생률을 3.5배나 높인다는 연구도 있다. 이외에도 트랜스지방으로 인한 비만은 물론 당뇨병, 대장암, 유방암의 발병 확률도 증가시키게 된다.

2006년 우리나라 식품의약품안전청(KFDA) 조사결과 식품 100g당 함유량을 발표한 내용을 보면 다음과 같다.

표-2-4 식품 100g당 함유량

식품	함유량	식품	함유량
쇼트닝과 마가린	14.4g	전자레인지 팝콘	11.9g
도넛	4.7g	초콜릿 가공품	3.2g
감자튀김	2.9g	비스킷 류	2.8g
케익 류	2.5g	후라이드 치킨	0.9g
식용유	1.0g	닭튀김	0.9g,
피자	0.4g	햄버거	0.4g

– 출처 : 식품의약품안전청(KFDA) 조사결과 –

트랜스지방의 유해성이 밝혀지면서 세계 각국은 앞 다투어 트랜스지방이 함유된 식품을 규제하기 시작했다. 덴마크는 2004년부터 가공식품에 함유된 지방 중 트랜스지방 함량이 2% 이상인 경우 판매를 금지하고 있다. 세계보건기구(WHO)도 하루 섭취열량 중 트랜스지방에서 기인되는 열량이 1%를 넘지 않도록 권고(2000kcal 기준 트랜스지방 약 2.2g에 해당)하고 있다. 우리나라도 2007년 12월부터 빵, 캔디, 초콜릿 등의 과자류나 면류, 레토르트식품, 음료 류 등의 식품에 들어 있는 트랜스지방 및 콜레스테롤 함량을 반드시 표시하도록 의무화 하였다.

그러나 식품업계의 트랜스지방 제로 선언과 식약청의 의무표시제만으로 소비자들이 안심하기엔 사각지대가 너무 많다. 공장에서 생산되는 식품에는 트랜스지방 함량 표시가 의무화 되지만 패스트푸드점, 제과점, 백화점, 지하매장 등의 조리식품은 의무화되지 않는다. 트랜스지방은 고온과 고압의 조리 과정에서도 생성되므로, 패스트푸드 업체가 트랜스 지방이 없는 기름을 사용하더라도 조리 과정에서 생겨날 수도 있다.

다. 트랜스 지방을 줄이는 방법

트랜스 지방이 다량 함유되어 있는 음식을 숙지하여 많이 먹지 않는 것이 최선이다. 마가린, 쇼트닝, 마요네즈 등의 식재료는 물론 이런 재료들을 이용해 만든 팝콘, 크루아상, 도넛, 피자, 과자, 쿠키, 감자튀김, 햄버거, 초콜릿 가공품 등도 트랜스 지방 덩어리가 많기 때문에 되도록 자제하는 것이 좋다.

– 가정에서 음식을 만들면서도 트랜스 지방의 발생을 줄일 수 있다. 조리 시에는 마가린이나 쇼트닝 대신 올리브 오일이나 포도씨 오일을 사용하는 것이 좋다. 특히 올리브 오일에는 식물성 기름 중 유일하게 항산화제인 베타카로틴이 함유되어 있어서 노화 예방과 면역력 증가에 도움을 준다. 마가린을 꼭 사용해야 하는 경우에도 찻숟가락 1개 이상을 넘지 않도록 한다.

– 올리브유, 콩기름 등 식물성 기름이라도 상온에 뚜껑을 열어두었거나 햇빛이 많은 곳에 두면 트랜스 지방으로 변질될 수 있으므로 주의해야 한다.

– 튀김기름을 몇 번씩 사용하면 트랜스 지방이 과다하게 발생하므로 한 번 사용한 기름은 아깝더라도 버리는 것이 좋다.

– 생선이나 고기, 감자 등을 먹을 때는 되도록 기름에 튀기거나 기름을 두른

팬에 굽기보다는, 기름이 전혀 필요 없는 오븐이나 그릴에 굽는 조리법을 선택하도록 한다.

– 과자 중에서도 팜유 등 식물성 기름으로 튀기는 스낵 류는 괜찮다. 그러나 고체 기름이 들어가는 비스킷, 초콜릿, 쿠키, 케이크는 좋지 않다. 과자류에 고체 기름을 쓰면 모양을 예쁘게 만들고 기름진 맛을 낼 수 있게 하기 위해 대부분 업체들이 고체 기름을 사용하게 된다.

– 전자레인지에서 조리하는 즉석 팝콘은 고체 기름으로 일단 튀긴 것이어서 좋지 않다. 트렌스 지방이 적은 팝콘을 먹고 싶다면 식물성 기름으로 튀겨 먹는 것이 좋다.

– 닭튀김은 예전에는 쇼트닝을 이용해서 트랜스 지방이 많은 대표적인 음식이었지만 점점 액체 기름을 사용하여 트랜스지방 안전지대로 바뀌고 있다. 식품의약품안전청이 시중에 파는 닭튀김을 수거해 분석한 결과 과거 고체 기름을 이용하던 업체가 대부분 액체 기름으로 바꾼 것으로 확인됐기 때문이다.

8. 강장식품의 진실

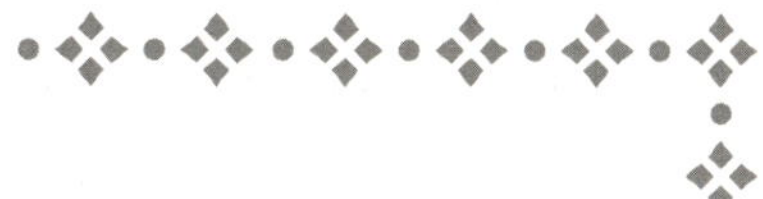

    동서양을 막론하고 강장식품에 대한 관심은 높지만 한국만큼 관심을 가지고 있는 나라는 없다. 서구에서는 녹용, 웅담을 거저 줘도 안 먹는데, 세계 녹용 생산량의 80%를 우리나라에서 수입하고 있는 것만 보아도 알 수 있다.

    한국인이 즐겨 찾는 강장식의 종류로는 개고기, 장어, 지렁이, 뱀, 미꾸라지, 두더지, 굴, 잉어, 가물치, 녹용, 전복, 지네, 두꺼비, 개구리, 오골계, 흑염소, 곰발바닥, 해구신 등 매우 많은 동물들이 강장식품으로 활용된다. 강장식품에는 주변에서 쉽게 구해 먹을 수 있는 것도 많지만 득이한 동물이나 혐오 식품도 들어 있다.

    그러나 이러한 강장식품들은 오늘날의 영양학적인 관점에서 볼 때 모두 인체에 이로운 것인가는 한번 고민해 볼 필요가 있다. 강장식이라고 알려진 것은 민간요법에 의하여 알려져 당연히 좋을 것이라고 막연하게 생각하기 때문이다. 그러나 민간요법에서 강장식품이라고 하는 것이 반드시 영양가가 높은 것은 아니다. 때로는 사람의 특이 체질과 조리 방법에 따라 질병을 일으키는 원인이 될 수도 있다.

많은 의학자들에 의해 강장식품에 대하여 과학적으로 평가하고 검토하는 연구가 많이 이루어지고 있으나, 영양학적으로 일부만 밝혀졌을 뿐이지 아직도 완전한 과학적 근거가 마련되지 못한 채 관습적 또는 신앙적으로 사용되는 것도 적지 않다.

한국 사람들이 강장식품으로 가장 많이 먹는 보신탕을 굉장히 몸을 보하는 음식으로 믿고 있는 사람이 적지 않다. 그렇다면 과연 개고기, 뱀탕, 장어가 쇠고기나 다른 고기들보다 월등하게 좋은 영양 효과가 있는 것일까? 또 이러한 강장식품이 정력제로 좋다고 하는데 과연 그럴까?

강장식품을 분석해보면 영양분 중에서 단백질이 유난히 많다거나 지방분이 포화지방산으로 되어 있다든가 하는, 특이한 성분이 들어 있어 효과를 나타낸다는 식으로 알려져 있다. 그러나 이러한 사실이 강장식품이 다른 식재료 비하여 값비싼 만큼의 특별한 효과가 있다고는 장담할 수 있는 근거는 아직 없다.

남자들이 좋아하는 강장식품들을 보면 보편적으로 단백질이 많은 것을 들 수 있다. 지금까지 밝혀진 바에 의하면 이들 대부분은 단백질성 식품으로써 단백질이 부족하면 성호르몬의 분비 역시 감소되어 스트레스와 섹스에 약해지는 것은 당연하다고 보겠다.

단백질의 어원은 그리스어로 제일이라는 뜻인 proteios에서 유래한 만큼 단백질은 생명현상에서 제일 중요한 물질이라 할 수 있다. 우리들이 먹는 고기, 우유 그리고 콩과 같은 곡물에 함유되어 있는 단백질은 우리 몸의 근육, 피부, 뼈 그리고 신체의 다른 구조물의 구성 원료로 사용된다. 신체의 모든 생화학 반응을 조절하는 물질인 효소와 호르몬 역시 단백질로 구성되어 있다. 단백질은 그 기본단위인 아미노산이라는 물질들이 일렬로 연결되어 복잡하게 구부러지거나 엉킨 형태를 이룬 커다란 복합체로, 세포질의 주요성분으로써 인체의 구조적 기본을 형성한다. 그리고 신체의 유지와 발육에 중요한 성분으로 작용한다.

그렇다면 음식물 중에서 단백질이 가장 많은 것은 무엇일까? 그것은 오히려 강장식품이 아니라 계란이다. 실제로 계란의 단백가는 완전수인 100이다. 이는 돼지고기의 단백가가 86이고 쇠고기는 83, 우유 78, 생선 70임을 감안할 때 가장 이상적인 단백질이라는 뜻이다. 특히 계란은 생명을 잉태시키는 데 필요한 모든 영양소가 들어 있기 때문에 단백질에 관한한 완전식품이라고 부를 수 있다. 따라서 다른 강정식품들만 먹었을 때는 단백질은 과다하지만 다른 영양소가 부족해서 영양실조에 걸릴 수 있지만 계란은 모든 영양소를 가지고 있는 완벽한 식품이기 때문에 계란만 먹고도 살 수 있다.

뿐만 아니라 인삼 같은 식물이 좋은 약이라고 하나 그 약으로 치료되는 병이 무엇인지에 대해서는 구체적인 사례는 없다. 인삼에는 사포닌이 있고 고혈압, 당뇨병에 효력이 있다는 말이 있지만 실제로 사포닌이 가장 많이 들어있는 식물은 콩이다. 날 콩을 먹으면 콜레스테롤이 줄어들 뿐만 아니라, 당뇨병 등 모든 병에 효력이 좋다. 또한 콩은 주식으로서 콩만 먹어도 건강을 유지할 수 있지만 인삼만을 먹고는 건강을 유지할 수도 없고 살아갈 수도 없다.

이처럼 우리가 강장식품이라고 생각한 것들은 정확한 검증이 안 되어 있음에도 불구하고 과신을 하고 있다. 결국 강장식품은 생각만큼 큰 효능도 없으며, 너무 과신하게 되면 오히려 자신의 건강을 해칠 수 있다는 사실을 잊어서는 안 된다.

9. 강장식품의 진실

　　조류 인플루엔자 바이러스는 닭, 칠면조 등 가금류에서만 독감을 일으키는 것으로 보고되어왔다. 그러나 홍콩 조류 인플루엔자로 인해 닭이나 오리 등 조류의 배설물을 통해 사람에게도 전염된다는 사실이 새로 밝혀졌다. 이로 인해 97년에 홍콩에서 6명이 죽고 18명이 감염되었으며, 총 140만 마리의 닭이 도살되었다. 그리고 2003년 말부터 우리나라를 비롯해 베트남, 태국 등 아시아 지역에 조류 인플루엔자가 확산되고, 사망자가 발생하기도 하였다. 2005년 전 세계는 또 한 번 조류 인플루엔자에 세상이 긴장하였지만 한국은 무사하였다. 그 이유가 무엇인가를 따져보았는데 우리나라가 다른 나라에서 먹지 않는 김치 때문이라는 연구 결과가 나왔다.

　　서울대 생명과학부의 연구에 의하면 김치에서 뽑아낸 유산균인 루코노스톡 시트룸 배양액을 조류 인플루엔자에 감염된 닭에게 먹였더니 사료만 먹은 닭은 13마리 가운데 7마리만 살아남은 반면에 김치 유산균 배양액을 먹은 닭은 11마리나 살아남아 김치의 유산균의 효능이 전 세계에 알려지게 되었다.

이로 인해 미국 ABC 방송 인터넷 판은 발효식품인 김치는 물론 양배추를 절여 만든 미국판 김치인 사우어크라우트까지 전 세계 시장에서 각광을 받고 있다고 보도했다. 발효식품은 우리 조상들만 생각해냈던 것이 아니라 세계적으로 각 지역의 민족들이 고대부터 사용하던 방법이다. 세계 여러 나라의 전통 식품에는 발효 식품이 많이 있는데 사우어크라우트나 오이피클, 올리브 피클, 중국의 파오차이(泡菜) 등도 같은 원리로 만들어진 것이다. 우리나라에도 수천 년 동안 내려온 조상들의 지혜가 담겨져 있는 김치, 된장, 고추장, 각종 젓갈 등의 발효 식품이 많이 있다.

원래 우리 민족은 쌀 위주의 식생활에 채소를 즐겨 먹었기에 봄, 여름, 가을에는 채소를 즐겨 먹을 수 있었지만 겨울에는 먹기가 힘들었다. 겨울은 채소들이 생산되지 않고 저장 또한 어려웠기 때문이다. 채소를 장기간 저장하는 방법은 채소를 건조시키거나 절이는 것이었다. 그러나 채소를 건조시키면 조리했을 때 원래 맛을 잃을 뿐만 아니라 영양소의 손실을 가져왔다. 또한 채소를 소금에 절이면 채소가 연해지고 오래 저장할 수 있지만 소금의 삼투압 작용으로 채소의 수분을 빼앗아 미생물이 자라지 못하여 맛이 떨어졌다. 따라서 건조 처리나 소금 절임에 남다른 슬기를 동원할 수밖에 없었는데, 이것이 바로 김치가 등장하는 요인이다.

김치는 채소와 어패류를 묽은 농도의 소금에 절여 자가효소(自家酵素) 작용과 호염성 세균(好鹽性 細菌)의 발효작용으로 인해 아미노산과 젖산을 생산하는 숙성 현상을 이용해 맛이 좋은 발효 식품을 만들 수 있었던 것이다. 그러나 김치가 다른 나라의 저장 식품과 다른 것은 채소를 절인 후에 갖가지 향신료와 양념, 젓갈을 혼합하고 고추 등으로 색깔과 맛을 가미하기 때문이다. 김치의 경우는 소금의 역할에 이어 발효 작용이 함께 작용하는 복합체계를 형성한다. 다시 말해 김치는 세계 어느 나라에도 유례없는 독자적인 발효 식품이라는 뜻이다.

음식을 약으로 보는 사람도 많이 있다. 음식에 있는 독성을 어떻게 제거할 것인가라는 문제가 음식 문화를 발달하게 만들었다. 음식을 뜨거운 불에 요리함으로써 음식재료가 가지고 있는 독을 제거할 수도 있기 때문에 따뜻한 음식 문화가 발달되었고, 소금에 절여둠으로써 오랫동안 보존할 수 있는 발효 식품이 발달된 것이다.

발효 식품은 오늘날 흔히 말하는 유산균이 있는 식품이며 각 나라의 장수 노인들은 발효 식품을 즐겨 먹었던 것으로 나타났다. 발효식품의 종류에는 다음과 같은 것이 있다.

표-2-5 발효식품의 종류

종류	식품 명	주요 원료	주요 미생물
효모	맥주	보리	맥주 효모
	포도주	포도	포도주 효모
	과실수	과실	효모
	빵	밀가루	빵 효모
세균	요구르트	우유	젖산균
곰팡이	소주	쌀 · 고구마	누룩곰팡이, 알코올 효모
	매주	콩	누룩곰팡이
세균 · 효모	김치류	채소	젖산균, 효모
	식초	쌀 · 술지게미	효모, 아세트산균
곰팡이 · 효모 · 젖산균	청주	쌀	누룩곰팡이, 청주효모, 젖산균
	간장	콩 · 밀	누룩곰팡이, 간장효모, 젖산균
	된장	콩 · 쌀 · 보리	누룩곰팡이, 효모, 젖산균
	고추장	콩 · 찹쌀가루 · 고춧가루 · 밀가루	누룩곰팡이, 효모, 젖산균

- 된장 : 전통발효식품 가운데 항암효과가 탁월할 뿐만 아니라 간 기능의 회복과 간 해독, 암 작용, 콜레스테롤 수치 저하에도 효과가 있다.

- 젓갈 : 효능 발효식품으로서 필수아미노산, 무기질 류, 비타민, 핵산, 칼슘 등 인체에 필요한 영양소를 다량 함유하고 있다. 젓갈은 이미 발효가 된 상태이기 때문에 김치의 숙성을 촉진시키면서 필수 아미노산의 함량을 높여준다. 젓갈은 김치의 맛을 더욱 좋게 하면서 영양도 더욱 풍부하게 해주는 작용을 한다.

- 청국장 : 겨울철에 마련하는 영양분이 많고 소화가 잘되는 인스턴트 식품이다. 배양균을 첨가하면 하루 만에 만들어 먹을 수 있다. 청국장 발효의 주역은 고초 균으로 장내 부패균의 활동을 약화시키고 병원균에 대한 항균 작용을 하고 각종 발암물질이나 암모니아, 인돌, 아민류 등의 생성을 감소시켜 주게 된다.

- 고추장 : 고추장의 매운맛은 자극성이 있어 우리의 식욕을 돋우게 하는데 매우 효과적이며 비타민 A가 많다.

- 간장 : 25% 정도의 염분을 함유하며, 아미노산을 주로 한 독특한 맛이 난다. 옛날부터 간장 맛이 좋아야 음식 맛을 낼 수 있다고 하여 간장은 식생활에 중요한 조미료였다.

- 치즈 : 쇠고기에 비해 단백질이 약 1.5배, 칼슘은 약 200배가 더 들어 있어 '흰 고기'라 불리기도 한다. 또 숙성 과정을 거치므로 장에서의 단백질 소화가 쉬울 뿐 아니라 양질의 지방과 비타민 A, B2, 칼슘, 구리, 철분, 아연 등이 충분히 함유되어 어린이의 성장 발육과 여성의 미용에 효과가 있다.

- 야쿠르트 : 서양의 대표적인 발효식품인 야쿠르트는 몸에 해로운

대장균이 자라기 쉽기 때문에 우유에 대한 인위적인 살균과 멸균작업을 해야 한다. 또한 김치에는 유산균 음료인 요구르트의 4배에 해당하는 유산균이 함유되어 있다.

- 포도주 : 포도주를 마시는 사람은 비음주자에 비해 사망률이 낮고 활성산소의 제거 능력이 탁월한 것으로 나타나고 있다. 매일 3~5잔씩 마시는 사람은 사망률에 대힌 위험도가 약 40% 저하되었다.

레드 와인에는 안토시안닌(Anthocyanin)이 다량 함유되어 있으며 세포 독성을 감소시킨다. 건강체의 면역 시스템에 적당한 자극을 주고, 방사선 노출에 의한 면역 장애와 혈소판 응집 제어의 효능이 있다고 한다.

화이트 와인에는 칼륨, 칼슘, 마그네슘 등의 미네랄이 다량 함유되어 있어 이뇨 작용이 좋으며, 식욕 증진 효과가 있다.

10. 동전의 양면과 같은 활성산소

　인간의 생명유지에 절대적으로 필요한 것이 바로 산소다. 만약 산소가 없다면 우리는 잠시도 생의 기쁨을 맛볼 수 없었을 것이다. 산소는 호흡을 통해 몸속에 들어와 혈관을 따라 몸의 구석구석까지 퍼져 살아가는 데 필요한 에너지가 된다. 이처럼 산소는 동물이 호흡하며 살아가는데 없어서는 안 되는 중요한 물질이기도 하지만 때로는 질병을 유발하거나 사망에 이를 수도 있는 유독물질이 될 수도 있다. 산소가 만들어낸 유독물질이 바로 활성산소이다.

　활성산소는 산소가 혈관을 따라 각 조직으로 운반되는 과정에서 혈액순환이 원활하지 못할 때 불가피하게 세포를 파괴시키는 유해물질들을 부산물로 만드는데, 이것을 일명 '산소 대사의 찌꺼기'라 할 수 있는 활성산소라고 한다. 활성산소는 우리가 마시는 산소의 약 1~2% 정도가 활성산소로 변하게 된다.

　활성산소는 무조건 나쁜 것은 아니고 체내에 있는 적정 수준의 활성산소는 우리 몸에 각종 유해균이 침투하게 되면 백혈구가 방어와 공격의 자세를 취하는데 이때 활성산소는 감초 역할을 도맡아 병원체를 몸속에서 버틸 수 없게 만들어 주기도 하고, 백혈구의 찌꺼기 세포를 분해하는 역할을 한다. 그러나 활성산소는 장점보다 단점이 많은 물질이다.

활성산소가 과도하게 만들어지면 여분의 활성산소는 혈관 내벽과 장기를 공격하여 여러 가지 장애를 일으킨다.

세포의 유전자를 절단하여 암을 발생시키고 세포의 조직을 손상시켜 노화와 질병을 유발시키는 하나의 인자가 된다. 뿐만 아니라 활성산소는 몸 안 곳곳을 돌아다니면서 혈관을 막아 관절염, 면역력 약화, 세포의 손상, 노화촉진, 당뇨병, 중풍, 치매 등을 일으킨다는 연구보고가 있다. 일부에서는 현대의 질병 중 90% 이상은 활성산소 때문이라고 한다.

활성산소가 발생하는 이유를 보면 과도한 스트레스, 자외선, 방사선, 자동차와 공장에서 배출되는 배기가스, 농약이나 살충제 등의 화학물질, 방부제나 색소가 들어 있는 인스턴트식품, 흡연과 음주 등도 활성산소를 만들고, 과식으로 인해 남은 칼로리도 활성산소의 생성을 촉진한다. 또한 과도한 운동도 체내 활성산소를 증가시키므로 운동은 등에서 땀이 약간 배어나올 정도의 가벼운 운동을 하는 것이 좋은 것으로 알려져 있다.

이 중에서 특별히 주목해야 할 것이 스트레스와 인스턴트식품으로 인한 활성산소 생성이다.

스트레스는 인간이 가진 식욕, 성욕, 수면욕 같은 생리적인 욕구, 안전 욕구, 명예욕, 성취욕 등 어떤 욕구라도 좌절하게 되면 사람은 스트레스를 받게 된다. 사람이 스트레스를 받게 되면 노라아드레날린 계통의 호르몬이 분비되고 이 호르몬은 대량의 활성산소를 발생시켜, 노화가 빨라지고, 치매, 혈관 수축, 혈압 상승, 혈액 흐름장애 등으로 이어지게 된다.

또한 인스턴트식품을 많이 먹게 되면 활성산소가 생기게 된다. 인스턴트 음식 중에서도 기름에 굽거나 튀긴 음식 또는 방부제나 색소가 많이 들어가 있는 음식은 활성산소를 많이 유발시키는 원인이 된다. 특히 길에서 파는 튀긴 음식이나 생선은 직접 자외선(직사광선)을 받으면 과산화지질을 형성하여 피부의 탄력을 좌우하는 섬유가 취약해져 주름살이 생기거나 색소 침착을 일으키는 등의 노화현상을 촉진하고, 동맥경화, 간질환 등이 진행된다.

우리 몸에는 활성산소를 없애는 항산화제(SOD; Super Oxide Dismutase)라는 효소가 있어 몸속의 독인 활성산소를 중화시키는 역할을 한다. 우리 몸에서 산화작용을 예방할 수 있도록 도와주며, 활성산소가 감지되면, 항산화제가 생성되어 독을 해독하게 된다. 또한 세포막의 지질이 산화되는 것을 예방할 수 있도록 도와준다. 이 항산화제 분비량에 따라 수명이 결정되며, 항산화제 분비량이 적으면 그만큼 질병발생의 위험이 높아져 수명을 단축시키게 된다. 항산화제는 나이가 들면서 활동(생성)도 쇠퇴하게 된다.

활성산소를 억제하고 중화시키는 항산화제의 생성과 활동을 강화시키기 위해서는 과일과 야채, 쌀 배아와 대두를 자주 먹는 것이 좋다. 과일과 야채가 가지고 있는 고유의 성분인 비타민 B2, 비타민 C, 비타민 E(토코페롤) 등의 비타민류와 체내 흡수 시 비타민 A로 변하는 베타카로틴은 활성산소를 중화시키는 항산화제 역할을 수행한다. 또한 녹차에 들어 있는 후라보노이드는 녹황색 식물이 갖는 강한 항 산화력의 원천으로 활성산소를 분해하는 색소이다. 그리고 쌀 배아와 대두, 사포닌은 혈중에서 여분의 콜레스테롤과 염분을 제거해줄 뿐만 아니라 항산화작용을 병행하는 역할을 한다.

03

1. 계란이란? 

　계란(鷄卵)은 닭이 낳은 알을 한문으로 표현한 것이고 '달걀'은 '닭알'이 '달걀'로 소리 변화한 순 우리말로 부르는 명칭이기 때문에 계란이나 달걀은 같은 의미다. 계란은 역사적으로 기원전 2000년대의 고대 중국의 농경문화 유적지에서 닭의 뼈가 출토되었고, 은나라 시대 갑골문자에도 닭이 나오는 것으로 미루어 닭고기와 함께 달걀도 먹었으리라 짐작된다. 우리나라에서는 삼국 시대에 이미 닭을 사육하고 먹었다는 기록이 있으므로 계란은 그 이전부터 먹었을 것으로 짐작된다.

　계란은 영양을 고루 갖춘 완전식품으로 알려져 있으며, 단백가가 100으로 모든 음식의 단백가를 결정하는 기준이기도 하다. 계란은 다른 단백질 위주의 스테미너 음식에 비하여 필수아미노산이 균형 있게 들어 있으며, 비타민과 미네랄까지 영양 면에서 어느 것 하나 손색이 없어 완전식품이라 불린다. 덕분에 남녀노소를 막론하고 가능한 한 많이 먹을수록 좋은 식품이며, 특히 성장기 어린이의 두뇌발달에 꼭 필요한 레시틴이 풍부하게 들어 있다는 것이다. 계란노른자에 들어있는 레시틴은 뇌의 먹이라고 불릴 정도로 뇌 활동에 절대적으로 필요한 성분이며, 기억력을 증진시킬 수 있고 치매까지 예방할 수 있다.

서양에서는 부활절 아침에 계란을 먹는 풍습이 있는데 이는 계란이 새로운 삶의 상징이자, 긴 사순 기간(기독교에서 예수부활 대축일 전 40일간 예수 그리스도의 수난과 죽음을 묵상하는 자제력을 깊이 훈련하는 기간을 말한다)에 결핍된 영양을 계란을 통해 보충하려는 지혜의 발로다. 또 계란이 좋은 것은 단백질뿐만 아니라 병아리 한 마리를 만들어낼 수 있는 모든 성분이 들어 있는 완전식품이기에 계란 다이어트를 해도 무리가 없다.

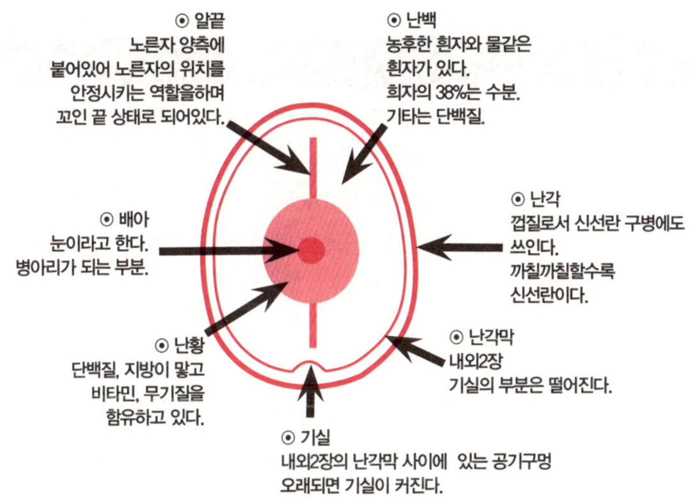

그림-3-1 식품 100g당 함유량

계란은 크게 난각이라는 껍질 안에 흰자라는 난백과 노른자라는 난황으로 구분된다. 이외에도 알끈, 배아, 난각막, 기실로 구성되어 있다. 계란은 전체에서 흰자가 55~58%를 차지하며, 노른자가 31%를 차지하고, 껍질과 난각막이 11%, 알끈이 2%의 비율로 구성되어 있다. 껍질은 약 0.3mm 두께의 다공질이며, 탄산칼슘이 주성분이다. 껍질의 두께는 사료 중의 칼슘과 비타민 D에 영향을 받는데, 껍질의 색은 맛이나 성분과는 무관하다.

평균 중량은(48~60g) 정도이며, 중량에 따라 소란(43g 이하)·중란(44~51g)·대란(52~59g)·특란(60~67g)·왕란(68g 이상)으로 나뉜다.

계란의 종류에는 유정란, 방사란, 방목란, 종란이 있으며 특징은 다음과 같다.

표-3-1 계란의 종류

구분	내용
유정란	병아리가 될 수 있도록 수컷의 정자가 수정된 계란으로 닭장 안에 수탉을 넣거나 수탉의 정자만 뽑아서 인공으로 생식기에 넣은 계란을 말한다.
방사란	닭이 땅을 밟을 수 있는 사육장에서 생산된 계란
방목란	사육장이 아닌 목장에서 자유롭게 움직이고 활동할 수 있는 곳에서 생산된 계란
종란	부화용으로 가장 신선하고 좋은 계란

계란의 종류에는 여러 가지가 있지만 맛과 영양학적으로는 큰 차이가 없으며, 단지 무얼 먹였는지, 어떤 환경에서 자랐는지에 따라서 조금의 차이가 있다.

2. 살충제 계란의 진실

　요즘 계란에서 살충제 성분인 '피프로닐'과 '비펜트린'이 검출되면서 계란의 안전성에 대한 불안과 공포가 확산되면서 대한민국뿐만이 아니라 유럽에서도 계란에 대한 문제가 심각해지고 있다. 원래 살충제 계란에 대한 문제는 네덜란드와 벨기에에서 살충제 계란 파동으로 이어져 수십만 마리의 닭들을 살처분하였고, 유럽 전역에서 계란의 리콜과 판매 중지가 이어지면서 우리나라에서도 농식품부에서 국내 친환경 산란계 농장을 대상으로 잔류 농약 검사를 실시하였는데 남양주시 소재의 한 곳과 경기도 광주, 전북 순창의 농장에서 각각 '피프로닐'과 '비펜트린'이라는 살충제 성분이 검색되었다.

　친환경 농장에서 나온 계란에 살충제 성분이 들어 있다는 소식에 국민들이 불안에 빠지자 정부는 급하게 전국의 산란계 사육농가 1456곳을 대상으로 전수조사를 벌인 결과 52곳에서 각각 살충제 성분이 검출됐다고 밝혔다. 1차 조사 결과, 살충제 계란은 전량 폐기하고 농장 241곳은 살충제 성분이 검출되지 않아 적합 판정을 받고 계란을 정상 유통하고 있다. 그러나 이번 전수조사에서 빠진 소규모 농장의 경우 큰 농가들보다 감시나 관리가 취약하기 마련이고 동물용의약품 정보력이 떨어져 살충제 등을 사용했을 가능성이 더 클 것으로 보인다.

이번 살충제 계란 파동은 단순하게 계란과 닭으로 끝나는 것이 아니라 계란이 사용된 전반적인 식품인 아이스크림과 빵 등 2차 가공 식품에까지 오염 가능성이 있어 소비자들의 불안과 공포를 키우고 있다. 정부에서는 검출된 살충제의 양이 피해를 입히는 정도가 미미하다고 발표하였지만 소비자들의 불안과 공포는 해소되지 않고 있다.

우선 계란에 대한 불안과 공포를 갖기 전에 먼저 살충제 성분이 무엇이며, 우리 몸에 어떤 영양을 주는지에 대해 알아야 한다.

'피프로닐(Fipronil)은 벼룩과 진드기 등의 중추신경계를 손상시켜 신경과 근육을 과도하게 흥분시키고, 결국 제풀에 못 이겨 죽게 만드는 살충제로서 사용 자체가 금지되어 있지는 않으나, 미국 환경보호청(EPA)이 발암물질로 분류하고 있는 물질이다. 과다 노출 시 두통, 울렁거림, 구토, 복통이 일어나며 만성 노출 시 가슴 통증이나 기침, 호흡곤란 등이 올 수 있다. 이러한 살충제를 사용한 이유는 닭을 밀집해서 키우다 보니 닭에 생기는 진드기가 다른 약품으로 잘 안 죽기 때문에 해당 살충제를 사용하게 되어 문제가 된 것이다. 피프로닐의 경우 잔류허용 국제기준 이하라도 피프로닐이 검출된 계란에 대해서는 유통 판매를 중단시키고, 조속히 전량 회수해 폐기할 예정이다.

비펜트린(Bifenthrin)은 벼에서 나타나는 이화명나방, 벼물바구미, 애멸구와 감자에 나타나는 방아벌레를 제거하기 위해 사용하는 살충제로서 백색분말 형태로 흡입과 섭취로 인해서 인체에 흡수가 되며, 과다 노출 시 간 기능과 신장 기능이 손상되고, 신경계, 내분비계 교란을 일으켜 이로 인해 두통, 구토, 기침, 호흡곤란, 복통 등이 생기는 것으로 알려져 있다. 비펜트린(Bifenthrin)도 닭 진드기 박멸용으로 쓰였는데 사용 자체가 금지돼 있지는 않으나, 미국 환경보호청(EPA)이 발암물질로 분류하고 있는 물질이다.

처음에는 살충제 계란이 문제가 되어 농림축산식품부는 전국 683개 친환경 인증 농장을 전수조사한 결과, 경북 지역 농장 2곳의 계란에서 DDT가 검출되어 더 큰 파장을 몰고 왔다. DDT는 1979년부터 사용이 전면 금지된 농약 성분으로 닭과 계란뿐 아니라 토양에서도 검출되면서 소비자들의 불안감이 누그러질 기미를 보이지 않고 있다.

DDT는 1874년에 자이들러(O. Zeidler)에 의해서 처음 합성되었으나 처음에는 DDT의 효과가 무엇인지 몰랐다가 강력한 살충효과를 가지고 있다는 것은 1939년 스위스의 과학자 뮐러(P. H. Muller)에 의해 밝혀졌고 뮐러는 이 공적으로 1948년에 노벨 생리의학상을 받았다. DDT는 싼 가격에 대량생산할 수 있고 처음 실용화될 때는 인간에게 무해한 것으로 알려졌기 때문에 급속히 보급되었다. 특히 이가 옮기는 티푸스나 모기가 옮기는 말라리아를 퇴치하는 데 매우 효과적이었기 때문에 1940년대부터 살충제로 널리 사용되었고 미군이 제2차 세계 대전을 치루면서 전 세계에 대량 살포하였다. 또한 1945년 이후에는 살충용 농약으로서 농업에도 널리 사용되었다. 우리나라에서도 위생상태가 불량하던 1950년·1970년대까지 이를 죽이기 위해 직접 몸에 뿌리거나 비행기로 공중살포를 대량 하였던 적이 있다.

DDT독성이 인체에 치명적이라는 지적이 1957년부터 일기 시작했으며 1962년 레이첼 카슨(1907~1964)이 「침묵의 봄(Silent Spring)」이라는 책을 통해 DDT의 사용으로 생태계가 파괴된다고 그 위해성을 알렸다. 이를 계기로 연구가 급속도로 이뤄져 인체에 흡수될 경우 쉽게 배출되지 않고 남아(반감기 50년 이상) 암을 유발하거나 간이나 신장에 해를 끼치고 감각이상·마비·경련 등을 일으키는 맹독성 물질임이 널리 알려졌다. 이로 인해서 DDT는 한 때 유행성 뇌염을 일으키는 모기나 발진 티푸스를 일으키는 이 박멸제로 각광을 받다가 지금은 사용이 금지된 맹독성 물질이 되었다.

정부가 살충제 계란 파문을 계기로 실시한 전국 산란계 농장 1456곳에 대한 전수조사를 한 결과 친환경 농가에서만 DDT가 검출되었다. 그러나 친환경 농장만이 문제가 있다는 것이 아니다. 왜냐하면 친환경 농장은 320종의 농약 검사를 전부 하지만 일반 농장(676곳)은 27종만 검사를 하기 때문이다. DDT 성분은 27종에 포함되지 않아 친환경 농가에서만 검사가 이루어졌다. 농 식품부의 발표에 따르면 경북 2개 농가의 닭과 계란에서 DDT가 검출되었으며, 토양에서도 닭과 계란에서 검출된 DDT보다 훨씬 높은 수치가 검출됐다. 농 식품부는 허용 기준치 이하여서 친환경 인증은 취소하되 적합 농가로 분류했다고 설명했다. DDT가 검출된 농장에서는 DDT를 사용한 적이 없는데 검출된 것에 대해서 의아해 했는데 이는 예전에 농지로 사용할 때 DDT를 농약으로 사용한 적이 있다면 충분히 DDT가 검출될 수 있다. DDT의 반감기는 2년에서 15년으로 잘 분해되지 않으며 땅이나 물속에 남아 있다. 농지 위에 양계장을 지은 경우 토양에 남아 있던 DDT가 식물에 흡수된 후 생물농축을 통해 생물에게까지 영향을 미친다고 할 수 있다.

정부는 살충제 계란이 사람의 건강에 미치는 영향이 크기 때문에 살충제 성분이 검출된 농가에 대해서는 6개월간 잔류물질 위반농가로 지정해 규제검사를 실시할 계획이며, 농장주는 '축산물 위생관리법'등에 따라 고발 및 강력한 행정 조치를 실시할 방침이다.

3. 친환경 인증 계란

　살충제 계란 사건에서 일반 농가도 아닌 친환경 인증을 받은 농장에서 살충제 계란이 생산되었다는 점에서 소비자들에게 더욱 큰 충격을 주고 있다. 실제로 정부의 1차 조사에서 부적합 계란 확정 판정을 받은 농장 6곳 중 5곳이 친환경 인증 농장이었고, 일반 농장은 한 곳뿐이었다. 그래서 소비자들은 친환경 인증 계란이 더 문제라는 생각을 갖게 되었다.

　계란의 생성과정은 친환경 계란이나 일반 계란이나 동일하지만 친환경 인증 계란은 말 그대로 자연환경을 오염하지 않고 자연 그내로의 환경과 잘 어울리는 계란으로 그만큼 안전한 계란을 생산할 수 있다는 데서 차이가 있다고 보면 된다.

　그런데 이번에 친환경 인증 계란에서 유독 살충제 성분이 많이 검출된 이유는 정부가 살충제 계란 파문을 계기로 실시한 전국 산란계 농장 중 친환경 농장은 320종의 농약 검사를 전부 하지만 일반 농장은 27종만 검사를 했기 때문이다. 특히 이번에 피프로닐만큼이나 국민들에게 충격을 준 DDT 성분은 일반 농장의 농약 검사 27종에는 포함되지 않아 친환경 농장에서만 검사가 이뤄졌기 때문이다.

친환경 계란은 무 항생제 계란과 유기축산 계란으로 나눈다. 무 항생제 계란은 계란을 생산하기 위해 닭에게 항생제를 쓰지 않고 사육하는 닭에서 나온 계란을 말한다. 유기축산 계란은 합성농약, 화학비료 및 항생·항균제 등 화학자재를 사용하지 않고 사육하는 닭에서 나온 계란을 말한다. 무 항생제 계란과 유기축산 계란 모두 살충제 사용은 금지돼 있으며, 살충제 사용 여부를 가리기 위해 1년에 2차례 잔류물질검사를 받는다. 검사 결과 금지된 성분이나 기준치를 넘는 양이 나오면 인증은 취소된다. 전체 산란계 농가 1456곳의 절반이 넘는 780곳이 친환경 인증을 받았다.

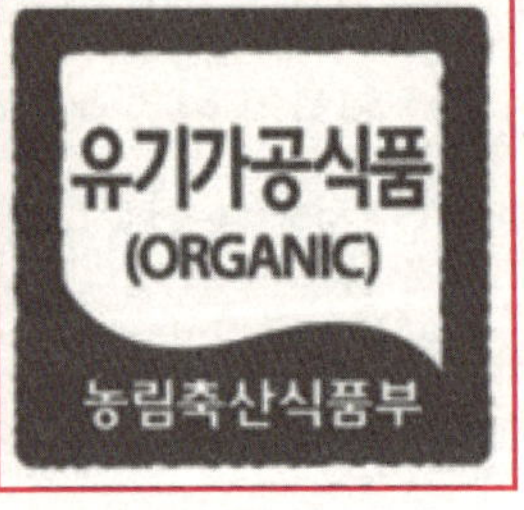

그림-3-2 무 항생제 친환경 마크와 유기축산물 친환경 마크

4. 기능성 계란의 진실

계란은 난백과 난황의 영양적 조성이 완전히 다르며 전체적인 영양적 조성을 보면 일반성분·지방산·무기질·아미노산 조성에서 풍부한 영양가를 함유하고 있다. 난백은 90%의 수분과 나머지 단백질과 소량의 탄수화물이 들어 있으며 지방이 없는 것이 특징이다. 이에 비해 전 중량의 3분의 1을 차지하고 있는 난황은 지방이 들어 있어 열량이 높다.

계란은 영양가에 비해 에너지가 낮고 소화 흡수가 잘되면서 가격이 아주 저렴하다. 계란 2개는 고기 57~89g의 영양 가치와 같으며, 보통 계란 2개에 단백질이 12g이 들어 있어 이것만으로도 인간이 하루에 필요한 단백질의 30%를 충당할 수 있다. 흰자위의 단백질은 오브알부민(ovalbumin)·콘알부민(conalbumin)·오보뮤코이드(ovomucoid)·글로불린(globulin)·오보뮤신(ovomucin)·아비딘(avidin)등 6종으로 구성되어 있고 노른자위는 리포비텔린(lipovitellin)과 리포비텔레닌(lipovitellenin) 2종으로 구성되어 있다. 그리고 지방이 32.6%나 들어 있는데 소화 흡수가 잘되어 98%의 소화율을 나타낸다.

계란을 파는 곳에 가보면 수많은 종류의 계란이 있는데 크게 일반 계란, 기능성 계란, 유기농 계란, 무 호르몬으로 불리는 친환경 계란으로 나눌 수 있다. 기능성 계란이란 계란이 갖는 기능성 물질 중 소량으로 존재하거나 없는 물질을 사료, 미생물 또는 인위적인 방법을 이용하여 계란 내에 축적시킨 계란을 말한다. 기능성 계란에는 율무홍란, 목초란, 부추란, 황토란, DHA란, 유황란, 버섯란, 마늘란, 비타민 강화란 등으로 영양소 함량에서의 차이는 어떤 기능성 물질인가에 따라 차이는 있을 수 있으나 기능성 물질을 제외한 다른 성분이나 영양가 면에서는 큰 차이는 없다.

표-3-2 기능성 계란의 종류

구분	내용
율무홍란	사료에 율무부산물을 넣어서 저콜레스테롤과 고칼슘 기능을 추가한 계란
목초란	비타민 B복합체 수용성 비타민인 천연 엽산이 들어 있는 목초액을 먹인 닭이 낳은 계란
부추란	부추를 먹인 닭에서 낳은 계란
황토란	황토를 유기 사료에 첨가하여 먹인 닭에서 낳은 계란. 신선하고 고소한 유기농 계란
DHA란	기억력과 집중력을 높여주고 치매예방에 좋은 DHA가 함유된 계란
유황란	염증제거와 살균 작용에 좋은 유황을 사료에 넣어 먹인 닭이 낳은 계란
버섯란	버섯을 사료로 먹여 키운 닭에서 나온 계란
마늘란	마늘을 사료에 섞어 먹여 키운 닭이 낳은 계란
비타민강화란	비타민을 강화시킨 계란

5. 계란의 성질을 이용하는 요리

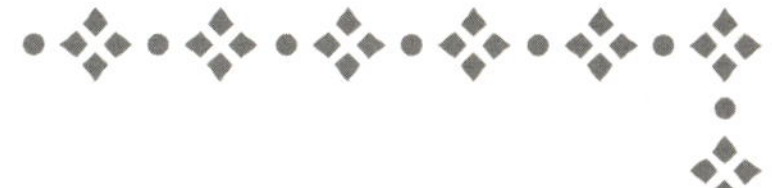

　계란은 다른 식자재에 비하여 다양한 성질을 가지고 있는데 크게 열 응고성, 유화성, 기포성 등이 있다.

가. 열 응고성

　계란은 열을 가하면 열에 약한 단백질이 꽤 함유되어 있기 때문에 다른 식품에 비해 응고하기 쉬운 성질을 열 응고성이라고 한다. 계란은 열을 받으면 투명한 흰자는 반투명으로 바뀌고, 익으면 흰색으로 변하며, 노른자는 열이 높아질수록 액체에서 고체로 바뀌어 간다. 일반적으로 흰자는 60℃에서 굳기 시작하여 62℃에서는 흐르지 않을 정도가 되고 100℃에서 12분 정도 삶으면 완전 흰색이 된다. 노른자는 65℃에서 굳기 시작하여 70℃가 넘어야 흐르지 않을 정도로 굳으며 100℃에서 12분 정도 삶으면 완전 노란색으로 굳는다. 그러나 계란을 오래 삶으면 노른자의 표면이 암록 색으로 변하는데, 이는 흰자의 유황이 가열에 의하여 분해되어 황화수소를 만들고 노른자에 들어 있는 철분과 결합하여 황화제일철을 만들어서 암록 색으로 변색되기 때문이다.

계란의 열 응고성을 이용한 것은 계란부침, 삶은 계란, 알찜, 수란, 오믈렛 등의 계란 요리는 물론이고 튀김이나 전을 붙일 때 재료에 계란을 넣거나 계란 옷을 입히는 것도 이 원리를 이용한 것이다. 그리고 계란의 열 응고 성질을 이용하여 밀가루의 글루텐, 전분과 함께 과자의 골격을 만드는 중요한 소재로써 이용하고 있다. 뿐만아니라 와인젤리, 콘소메 등 특히 투명하게 마무리하고 싶은 경우 흰자의 열 응고 성질을 이용하고 있다.

나. 유화성

유화성은 물과 기름을 섞어 주는 성질을 말한다. 계란의 노른자에는 레시틴이 함유되어 있는데, 레시틴은 뇌기능을 향상시키고 집중력을 높여주는 효과를 가지고 있으며, 유화성을 가지고 있다. 이러한 유화성을 이용한 것이 계란의 노른자에 기름을 넣어서 만든 마요네즈 소스다.

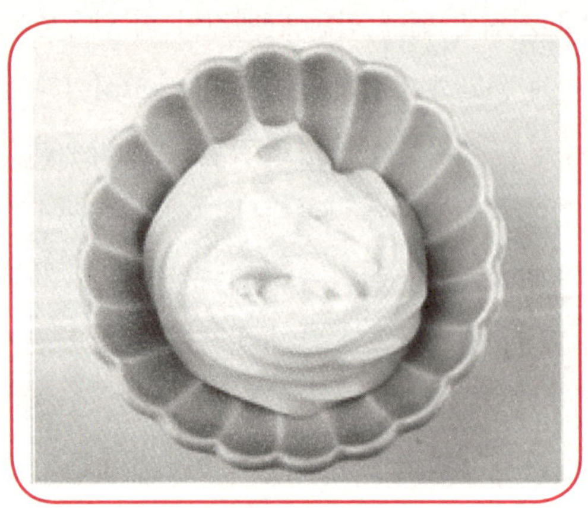

그림-3-3 마요네즈

다. 기포성

　　계란 흰자를 강하게 저어 주면 거품이 생기는 기포성이 있다. 이것은 흰자 속에 함유되어 있는 단백질인 오브알부민(ovalbumin)이 표면 장력을 약하게 하는 작용을 갖고 있기 때문에 흰자를 강하게 저어주면 서서히 공기를 포함할 수 있게 되어 기포가 생기고 오랫동안 단단하게 유지해주는 기능을 한다. 그러나 흰자를 너무 오래 저어주면 가장 좋은 상태가 지나쳐 이번에는 단백질에 변성이 일어나 물이 분리하는 현상이 일어나므로 주의가 필요하다. 그리고 샐러드유나 버터 등의 유지는 흰자의 기포(단백질의 막)를 파괴하는 성질을 가지고 있기 때문이다. 따라서 흰자를 휘핑할 때 이용하는 휘핑기나 볼은 충분히 닦아서 완전하게 기름기를 없앨 필요가 있다.

　　기포성을 이용하여 계란 흰자에 거품을 내어 밀가루 반죽을 하고, 음식에 넣으면 부드러워진다. 이러한 원리를 이용하여 만든 것이 빵이나 과자류다. 과자를 만들 때 설탕을 넣으면 머랭의 결이 곱고 단단한 상태로 마무리 할 수 있다. 그것은 설탕 분자가 물을 빨아들이는 힘이 강하고 생기는 기포의 안정성을 매우 좋게 하는 효과를 가지고 있기 때문이다.

6. 계란의 콜레스테롤

    콜레스테롤은 우리 몸에 미치는 부정적인 영향이 지나치게 과장되는 바람에 성인병을 일으키는 동맥 경화증의 원인으로 나쁜 것으로 인식되고 있지만, 우리 몸이 유지되기 위해서 꼭 필요한 성분이다.

    콜레스테롤은 스테로이드(steroid)의 일종으로 동물세포의 세포막을 구성하는 데 필요한 기본 물질을 말한다. 콜레스테롤의 어원은 사람의 담석에서 처음 분리되기 때문에 그리스어로 chole는 담즙, steroes는 고체라는 의미가 있어 콜레스테롤이라는 이름이 붙었다. 콜레스테롤은 세포막을 만드는데 꼭 필요하며, 스테로이드 물질의 전구체(precursor) 역할을 하며 특히 성호르몬·부신피질호르몬 등을 만드는데 반드시 필요하다. 따라서 콜레스테롤이 전혀 없으면 사람은 생명을 유지할 수 없게 되지만 콜레스테롤이 정상 수치보다 높을 때는 동맥 경화를 일으키게 된다. 콜레스테롤은 비만 등으로 인해 혈관에 지질단백질들이 많이 쌓이면 혈중 콜레스테롤 수치가 높아지므로 건강이상을 판단하는 데도 측정도구로도 활용된다.

콜레스테롤은 식물에서는 합성되지 않고 동물에서만 합성되기 때문에 주로 축산물을 먹을 때 우리 몸으로 흡수되게 된다. 콜레스테롤은 크게 저밀도 지단백 콜레스테롤(HDL; high density lipoprotein), LDL(low density lipoprotein), 중성지방으로 나눈다. 저밀도 지단백 콜레스테롤은 혈관에 쌓이는 지질단백질로서, 지방뿐만 아니라 콜레스테롤 역시 많이 함유하고 있다. 고밀도 지단백 콜레스테롤은 높을수록 몸에 좋은 역할을 하고 있다. 지방은 주로 당뇨와 비만과 관련이 있다고 알려져 있다.

한 때 계란이 콜레스테롤 양이 많아서 마치 성인병을 만들어내는 원흉처럼 오해를 받아 계란을 기피하던 때도 있었다. 그러나 이것은 잘못된 인식에서 출발하는 것이다. 이것은 마치 생선을 날것으로 먹어 비브리오 패혈증이 생겼다는 방송에 의하여 생선시장이 한때 문을 닫을 지경이 되었던 일이 있었듯이 그렇게 걱정할 일은 아니다.

실제로 계란 한 개에 들어 있는 콜레스테롤 양은 250mg으로 세계보건기구(WHO)가 권장하는 정상인 하루 콜레스테롤 섭취량 300mg에 육박한다. 따라서 한꺼번에 너무 많이 먹으면 혈중 콜레스테롤을 높여 동맥경화 와 심장병 등을 일으키기도 한다. 그러나 심장질환 걱정에 계란을 피하는 것은 기우에 지나지 않는다. 한국인의 경우 평균 계란 섭취량은 하루 한 개에 불과하기 때문이다. 게다가 계란 노른자에 들어있는 풍부한 레시틴은 혈중 콜레스테롤을 분해해 에너지로 전환시킨다. 때문에 콜레스테롤 농도를 낮추고 간에 지방이 쌓이는 것도 막아준다.

따라서 콜레스테롤 수치가 정상인 사람이라면 하루 한두 개 정도의 계란 섭취는 문제가 되지 않는다. 특히 육식을 주로 하는 서양인과는 달리 채소를 많이 먹고, 우유 소비량도 적은 우리나라 사람들에겐 계란을 많이 먹어 혈중 콜레스테롤 농도가 높아지는 경우는 거의 찾아보기 힘들다. 건강에 막대한 타격을 주는 유해성 콜레스테롤은 주로 포화지방을 함유한 육류나 튀김에 오히려 더 많다.

계란을 먹는 방법은 흔히 삶아서 먹거나 프라이를 해서 먹는 것이 일반적이다. 또는 잘 풀어서 계란말이를 하거나 스크램블드 에그, 오믈렛 등을 하기도 하고 국에 풀어 넣기도 하는 등 그 쓰임새는 다양하다. 계란은 어떤 요리를 하든지 무난하지만 너무 오래 익히는 편보다는 몽글몽글하게 반숙 정도로 익었을 때가 가장 맛있고 소화도 잘된다.

7. 계란 생산 정보 읽는 방법

　계란에서 살충제 성분이 검출돼 충격을 주고 있는 가운데 계란 생산지가 어디인지, 생산자가 누구인지, 어떤 환경에서 자랐는지가 관심을 끌고 있다. 식품의약품안전처는 살충제 성분이 검출된 계란의 식별표시를 보고 이미 구입한 계란 중에서 살충제 계란 여부를 확인해 피하라고 권고하고 있다. 식약처는 "계란 껍데기에는 생산지 시·도를 구분할 수 있는 번호와 생산자를 구분하는 문자 또는 기호로 구성된 생산자명이 있으므로 계란 생산 농장을 확인할 수 있다."고 설명했다.

　정부는 계란 껍데기에 생산지와 생산자가 누구인지를 밝히도록 시·도를 구분할 수 있는 숫자와 생산자 명을 영문으로 찍게 하고 있다. 식품의약품안전처 고시에 따르면 시·도를 구분하는 숫자 2자리와 생산자 명의 영문 약자(영문 3자리) 또는 생산자 명을 나타내는 기호(숫자 3자리)를 포함해 총 5자리로 표시해야 한다. 그리고 생산자 명 옆에는 계군번호(숫자 2자리), 집하장코드(영문 2자리), 등급판정일자(숫자 6자리)까지 적혀있다. 그리고 현재 쇠고기와 돼지고기에 시행하고 있는 축산물이력제는 2019년부터 닭고기와 계란에도 적용하게 된다.

계란에 찍혀있는 시·도별 부호는 서울특별시 01, 부산광역시 02, 대구광역시 03, 인천광역시 04, 광주광역시 05, 대전광역시 06, 울산광역시 07, 경기도 08, 강원도 09, 충청북도 10, 충청남도 11, 전라북도 12, 전라남도 13, 경상북도 14, 경상남도 15, 제주특별자치도 16, 세종특별자치 시 17 등이다.

예를 들어 [그림-3-3]를 보면 강원도 소재 농가에서 001이라는 생산자가 생산한 계란에는 GN집하장에서 2017년 7월 18일 등급판정을 받은 것을 알 수 있다.

그림-3-3 무 항생제 친환경 마크와 유기축산물 친환경 마크

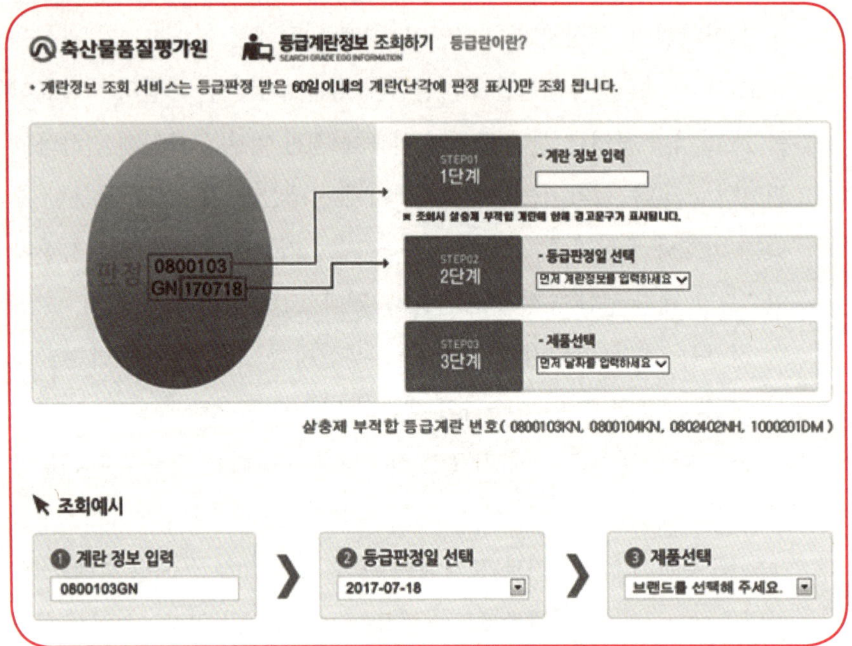

– 출처 : 축산물 품질평가원 ; http://www.ekape.or.kr –

축산물품질평가원에는 소비자의 불안을 줄이기 위해 살충제 계란 번호를 직접 입력해 소비자가 확인할 수 있는 계란 조회 서비스가 있다. 축산물품질평가원 살충제 계란 조회서비스에 살충제 계란 번호만 입력하면 우리 집 냉장고에 있는 계란이 살충제에 오염된 제품인지 확인할 수 있다.

축산물품질평가원 등급계정정보 조회 서비스를 홈페이지나 어플을 이용하면 구매한 계란의 생산자와 집하장, 브랜드 정보를 상세히 파악할 수 있다. 계란 껍질에는 '판정'이라는 글자와 함께 계란 정보 9자리와 등급판정일이 적혀있는데 이를 입력한 뒤 제품이 무엇인지 선택을 하면 어느 곳에서 생산됐는지를 알 수 있다. 난각 표시를 통한 먹거리의 안전을 보장하려는 정부의 노력에도 불구하고 난각 표시를 위조하는 농장이 생기고, 아직도 계란에 대해 신뢰하지 못하는 소비자들을 위하여 정부는 달걀의 난각 표시를 위·변조하거나 미표시하는 경우 행정처분을 강화하는 것을 내용으로 하는 「축산물 위생관리법 시행규칙」 일부 개정하여 난각 표시를 다음과 같이 수정하였다.

정부는 계란 난각에 산란일지, 생산자 고유번호, 사육환경 번호 등을 표시하도록 하였다. 여기서 사육환경번호는 농장별 사육환경을 말하는데 유기농은 '1', 방사사육은 '2', 축사내 평사는 '3', 케이지 사육은 '4'로 표시한다. 또한 계란의 난각 표시를 위·변조하거나 미표시하는 경우 행정처분 기준을 강화하고, 난각에 산란일 또는 고유번호를 미표시한 경우의 행정처분 기준을 1차 위반시 현행 경고에서 영업정지 15일과 해당제품을 폐기하는 것으로 강화하였다. 또한 난각의 표시사항을 위·변조한 경우 1차 위반만으로도 영업소 폐쇄 및 해당제품 폐기할 수 있

도록 처분기준을 마련하였다. 생산농장의 사업장 명칭, 소재지 등 정보
는 식약처 식품안전나라(www.foodsafetykorea.go.kr) 및 농식품부 홈페
이지에 제공한다.

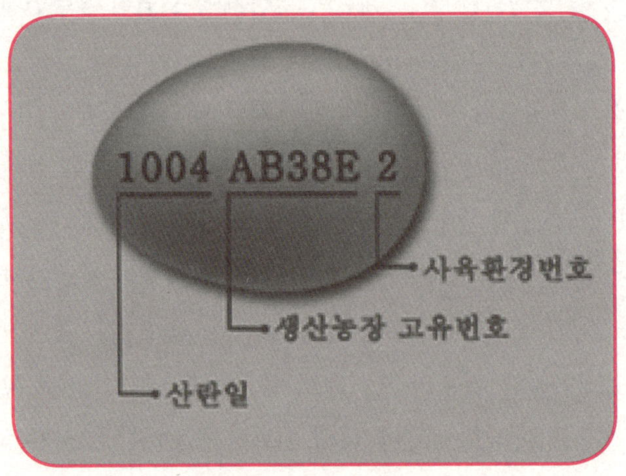

그림-3-4 변경된 난각 표시

8. 신선한 계란 고르는 방법

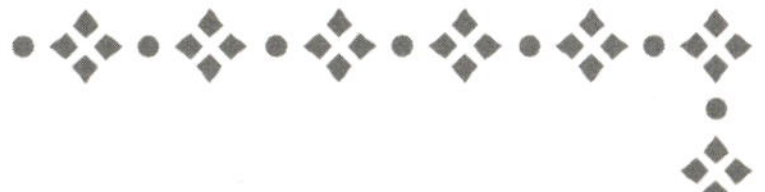

　신선한 양질의 계란을 맛본 사람들은 대개 "고소하고 맛있다"라고 표현한다. 그러나 계란이 오래 되었거나 저장을 잘못 했을 때 계란은 신선한 맛을 잃기 때문에 맛이 없는 계란이 된다. 계란은 보관할 때 계란 내에 들어 있는 탄산가스가 외부로 나오고 대신 산소함량이 높은 대기 중의 공기가 들어가는 기체의 교류가 일어나는데 이때 탄산가스와 함께 계란 내에 들어 있는 계란 고유의 향미가 함께 나오기 때문이다.

　계란의 신선도를 정확히 추정하기는 위해서는 내용물의 이화학적으로 변화를 추정해야 하기 때문에 복잡하고 어렵지만, 일상생활에서 간편하게 신선한 계란을 판별하기 위해서는 실제 계란을 깨지 않고 추정하는 방법은 전등을 쓰는 투시법과 식염수에 담구어 보는 침지법으로 추정할 수 있다.

　투시법은 계란을 들고 손전등이나 핸드폰의 손전등 기능을 이용하여 비추어 계란 안이 혼탁하거나 불투명한 것은 상한 것이고, 투명한 것이 신선한 것이다. 냉장고에 오래 두어서 걱정되면 투시법으로 계란을 판별해 보는 것이 좋다. 침지법은 10% 소금물에 계란을 넣으면 신선한 계란은 가라앉으나, 오래된 계란은 뜬다. 소금을 넣지 않고 물에 계란을 넣어 옆으로 가라앉으면 신선한 것이고, 둥근 부분이 떠오르려고 하면 상한 것이 많다. 또한 다음과 같은 방법으로 신선한 계란을 고를 수 있다.

- 계란 난각이 계란 정보를 조회해서 적합한 계란인지 확인한다.
- 계란 껍질 전체의 결이 곱고 매끈한 것을 선택한다.
- 계란 껍질이 더럽지 않은 것을 선택한다.
- 계란이 오래되면 벗겨져서 광택이 나므로 껍질의 표면에 광택이 없고 까칠까칠한 것을 선택한다.
- 깨뜨렸을 때 노른자의 높이가 높고 탄력이 있는 것을 선택한다.
- 흰자의 두께가 두껍고 농후난백이 노른자의 주위에 분명하게 나타나는 것을 선택한다.
- 깨뜨렸을 때 껍질에서 잘 떨어지는 것이 신선하다.

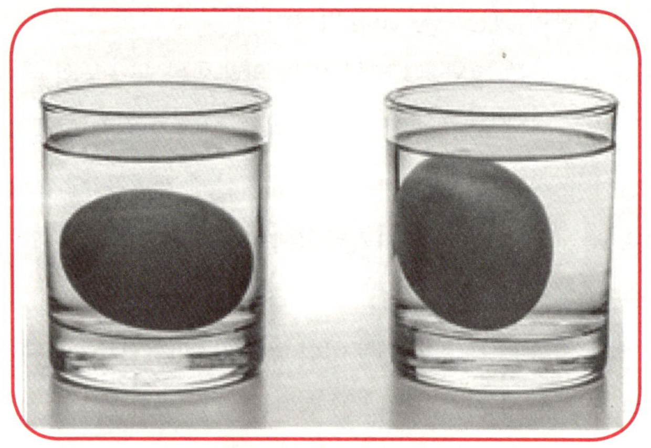

그림-3-5 신선한 계란 판별법

9. 계란을 맛있게 보관하는 방법

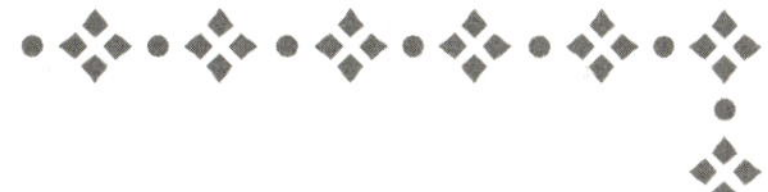

계란의 맛을 고소하고 맛있게 유지하기 위해서는 보관을 잘해야 한다. 계란은 생명체이기 때문에 너무 오래 보관하거나 저장을 잘못 했을 때 계란의 맛을 잃기 때문에 주의해서 보관해야 한다. 계란을 맛있게 보관하기 위해서는 다음 사항에 주의해야 한다.

- 냉장고의 냄새도 배어들게 되므로 계란을 보관할 때는 냉장고 안에 냄새가 나지 않도록 해야 한다.
- 냉장유통 되는 계란을 구입하고 냉장 온도에서 보관하여야 신선도가 오래 유지된다.
- 저온 저장이 가장 좋고 5℃에서 습도 80%의 조건이 가장 양호하다.
- 수분이 많은 편이어서 저장 중에 온도의 변화를 크게 받는 식품이다.
- 계란은 3~5주 이내, 완전히 익힌 계란은 1주일 정도 보관할 수 있다.
- 껍질이 얇은 것일수록 세균이 침입하기 쉽기 때문에 주의해야 한다.
- 계란을 씻으면 세제 냄새가 스며들기 때문에 그대로 보관하는 것이 좋다.

- 계란 껍질에 금이 발생하면 계란 속의 지방 성분이 산화돼 품질 변화가 발생하게 된다.
- 계란의 신선도를 유지하기 위해서는 계속 호흡할 수 있도록 뾰족한 부분이 밑으로 향하게 하여 보관한다.
- 충격을 가하거나 흔들리지 않게 해야 한다.
- 계란은 평상시에 호흡을 하기 때문에 냄새가 강한 식품과 함께 두지 말아야 한다.

04

바로 알고 먹어야 할
소고기와 돼지고기

1. 알고 먹어야 건강을 지키는 소고기

소고기는 소의 고기로 쇠고기라도 하며, 쇠고기와 같은 말로 둘 다 표준어로 사용되고 있다. 소고기는 한국인이 가장 선호하는 고기로 좋은 질의 동물성 단백질과 비타민 A, B_1, B_2 등을 함유하고 있어 영양가가 높다. 소고기의 구수한 맛은 주로 이노신산인데, 이것은 소를 도살한 후 4~5℃ 정도에 약 10일간 보존하는 숙성기간 중에 다량 생긴다.

경제협력개발기구(OECD)의 2014년 조사에 따르면 세계에서 소고기를 가장 많이 먹는 나라는 아르헨티나(1인당 41.6kg)였고 이어 우루과이(37.9kg), 브라질(27.0kg) 순이었고 한국은 소고기(11.6kg) 순으로 조사되어 OECD 평균치보다 적게 먹는 셈이다. 힌두교를 믿는 인도나 인도네시아의 발리는 소를 신성시하기 때문에 소고기는 먹지 않고 닭이나 양을 먹지만, 거의 대부분의 국가에서 소고기를 먹고 있다.

소가 역사적으로 처음 등장한 것은 BC 4000~3500년 메소포타미아에서이고, 이집트에서는 BC 3500년에 농경생활에서 쟁기를 끄는 데에 사용한 그림으로 나타난 것을 보면 소는 농경생활의 시작과 함께 사람과 같이 살아온 것을 알 수 있다. 인도에서는 BC 2500년, 중국대륙에서는 BC 2200년, 우리나라에는 BC 1800~2000년 전에 들어온 것으로 추측된다.

소는 인류의 역사에서 매우 중요한 역할을 하였는데 사람을 도와 농사를 짓기도 했지만, 국가의 중요한 행사에 제물로 바쳐지기도 하였으며, 무거운 물건이나 수레를 끄는 일에도 사용되었다.

소는 도축하게 되면 나오는 고기 이외에도 내장과 피도 식용하고 있으며, 뿔과 발굽, 소가죽 등은 공업용 · 약용 · 미술품의 재료로 쓰여 하나도 버릴 게 없는 매우 유용한 동물이다.

소고기는 소의 나이 · 성별 · 부위에 따라 고기의 유연성 · 빛깔 · 풍미가 다르다. 소고기는 연하고 육즙이 많아야 맛이 있기 때문에 4~5세의 암소고기가 가장 연하고 맛있는 것으로 알려져 있다.

소고기는 소를 도살해서 식탁에 오르기까지 무척이나 많은 유통과정을 거치게 된다. 육류는 바로 도살하게 되면 사후강직 현상을 갖고 있다. 사후강직이란 죽은 후 몸이 굳어서 딱딱해지는 현상을 말하는데, 육류는 도축 후 바로 먹으면 오히려 고기가 질겨지고 맛도 떨어진다. 따라서 소고기를 맛있게 먹기 위해서는 충분한 숙성이 필요하다. 숙성이란 도축 후 시간이 지남에 따라 근육의 효소가 적육의 근섬유를 약화시키고 파괴함에 따라 고기는 점차적으로 연해지고 부드러워지는 과정을 말한다. 일반적으로 숙성은 보통 냉장 온도에서는 10~17일 정도 지나면 고기가 맛있어지고, 온도가 낮을수록 오랜 시간이 필요하다. 따라서 숙성을 잘하면 똑 같은 질이라고 해도 맛있고 부드럽게 먹을 수 있다.

2. 소고기 항생제 논란

　2015년 WHO 산하 국제암연구소(IARC)는 햄·소시지·베이컨을 1군(Group1) 발암물질로 분류하고 소·돼지 등의 붉은 고기도 암 유발 가능성이 있는 2군(Group2) 발암물질로 분류해 발표했다. 또한 JTBC 뉴스에서는 매일 붉은 고기 100g을 섭취하게 되면 발암 가능성은 17% 증가한다고 보도하였다. 이로 인해 소고기를 즐겨 먹던 소비자들에게는 충격적인 소식이었다.

　정부에서는 축산물의 안전성 확보를 위하여 축산물가공처리법에 의거하여 항생물질 등 유해잔류 물질이 들어있는 육류의 생산·유통을 방지하기 위해 1991년에 국가잔류검사프로그램을 도입하여 식육에 대한 잔류물질 검사를 실시해 오고 있다. 식육의 잔류물질 검사는 「식육중 잔류물질 검사요령」에 따라 서울시 보건환경연구원, 경기도 축산위생연구소를 비롯한 전국 17개 시·도 축산물 시험·검사기관에서 매년 10만 건 이상의 가축에 대하여 모니터링 검사 또는 규제검사를 실시하고 있다.

　모니터링 검사는 유해물질의 잔류실태 파악과 기준 초과 가축의 출하방지 유도를 위하여 농장에서나 도축장에서 정상적으로 출하된 가축을 대상으로 무작위로 실시하고 있다.

도축 후 식육잔류검사의 간이정성검사 결과 양성으로 판정된 농가에 대해서는 해당 가축의 정밀정량검사가 완료될 때까지 출하당시 함께 사육하고 있는 다른 가축에 대하여 출하를 제한하고, 잔류물질이 기준치 이상 검출될 경우 당해 축산물을 생산한 농가는 '잔류위반농가'로 지정하여 동물약품 투약 등 잔류원인조사를 실시한 후 잔류방지를 위한 개선방안을 지도하고 있다.

2003년에는 56곳 안팎의 소·돼지 축산 농가들이 클로르테트라사이클린, 페니실린 등의 항생제와 설파메타진 등의 합성 항균제가 법정 기준치 이상으로 들어 있는 소·돼지를 출하하다 적발된 것으로 나타나 축산 당국의 특별관리를 받은 적이 있다. 농촌경제연구원의 보고에 따르면 2007년 무항생제축산물 인증 도입 이후 2013년까지 친환경 축산물 인증 숫자는 꾸준히 늘어 왔다.

2009년에는 친환경 인증 축산농가 수가 4477곳이었지만, 2012년에는 9701곳까지 증가했다. 그러나 2013년부터 인증제도가 강화되고 인증기관 형사처벌, 인증심사원 자격기준 강화 등이 이루어지면서 신규 인증 농가 수는 계속 줄어들어 2015년에는 8000개 미만으로까지 감소했다. 규정과 처벌을 강화했기 때문에 항생제 사용이 줄 것이라고 생각했는데, 2014년에는 농림축산식품부의 무항생제 인증 쇠고기·돼지고기 9만 마리 분에서 항생제가 검출되어 국민들의 식생활에 충격을 주었다.

농가에서 무항생제 사육을 하게 되면 일반 농가보다 20% 생산성이 낮다. 일반 농가들이 5~6개월 만에 110kg씩 출원하는 반면, 무항생제 농가는 7~8개월이 걸린다. 무항생제 농가가 가격을 제대로 못 받는 것도 문제다. 친환경 출원을 했어도 인센티브가 크지 않은 것이다. 정부 장려로 인해 무항생제 농가가 늘어나게 되면서, 비싼 돈 주고 무항생제 농축산물을 사먹을 필요가 없다는 소비자들의 생각이 만연하게 되었다. 축산 농가들은 이중고를 겪는 것이다. 축산물 가격은 올랐는데 그만큼 수익을 거두지 못하고, 비싼 가격 때문에 매출이 떨어져도, 그만큼의 고통을 감수해야 하는 것이다.

농림부 국립수의과학검역원에서는 매달 전국적으로 20곳 안팎의 소·돼지 축산 농가들이 클로르테트라사이클린, 페니실린 등의 항생제와 설파메타진 등의 합성 항균제가 법정 기준치 이상으로 들어 있는 소·돼지를 출하하다 적발된 것으로 드러났다. 원래 현행 축산물가공처리법에 합성항균제나 항생제, 호르몬제가 기준치 이상 들어 있는 소·돼지고기는 유통·판매하지 못하도록 하고 있으나 도축장에서 시료를 채취해 검사 결과가 나오기까지 길게는 1주일까지 걸리기 때문에 축산물을 제때 회수하기 어려워 모두 유통될 뿐만 아니라 시판돼 소비자들이 이를 먹고 있는 것으로 밝혀졌다.

현재 축산업에 쓰이는 항생제 종류는 사람에게 사용되는 항생제 종류의 절반 정도지만 늘어난 육류 수요로 인해 농장주들은 가축의 빠른 성장을 위해 항생제를 사용하고 싶은 욕구를 떨치기가 어렵다. 더욱이 좁은 축사에서 많은 가축을 키우는 우리나라에서는 항생제를 더 많이 사용할 수밖에 없는 상황이다.

항생제는 미생물에 의해 만들어진 물질로 다른 미생물의 성장, 생명을 막는 약이다. 소가 항생제를 복용하게 되면 세균 감염을 줄여 병을 예방하거나 치료가 빨리 되기 때문에 생산성을 높이기 위해서는 필요한 것이다. 그러나 무분별한 항생제 투여는 세균이 항생제를 저항할 수 있는 능력을 발생시키고 더 이상 약 효과가 없도록 만들어 항생제에 대한 내성이 발생되게 하는 것이 문제고, 더 큰 문제는 내성이 증가한 수퍼박테리아가 생기고 이러한 세균은 사람에게도 전염이 되어 사람들의 건강에도 치명적인 위해를 가하기 때문에 문제가 되는 것이다. 또 항생제 처방이 필요 없는 상태에서 소고기를 먹게 되면 소고기에 잔류되어 있던 항생제를 복용하게 되고, 우리 몸속에 공존하고 있는 세균들을 공격하여 변형을 일으키고 이후에 내성이 증가되어 몸에 좋지 않는 영향을 끼친다는 것이다.

소나 돼지에 대한 항생제의 사용으로 인하여 해마다 미국에서는 항생제 내성으로 인해 약 2만3000명이 사망하는 것으로 추정된다. 영국 항생제 대책위원회는 지난 2014년 발표한 보고서를 통해 항생제 내성 확산으로 전 세계에서 매년 70만 명이 사망하고 이로 인한 암 발병위험이 점점 커지고 있다고 발표했다. 국제소비자기구는 2030년 축산업에 사용되는 항생제의 양은 2010년보다 3분의 2가량 늘어 10만5600톤에 달할 것으로 예측했다. 예측대로면 항생제 내성으로 인한 사망자나 관련 질병 피해가 지금보다 더 늘어날 수 있다는 얘기다.

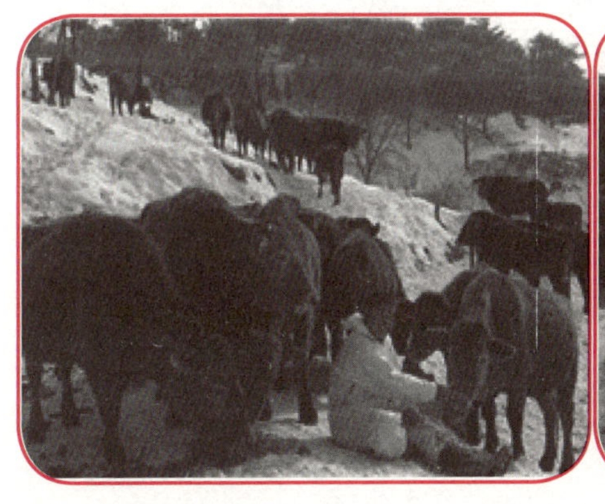
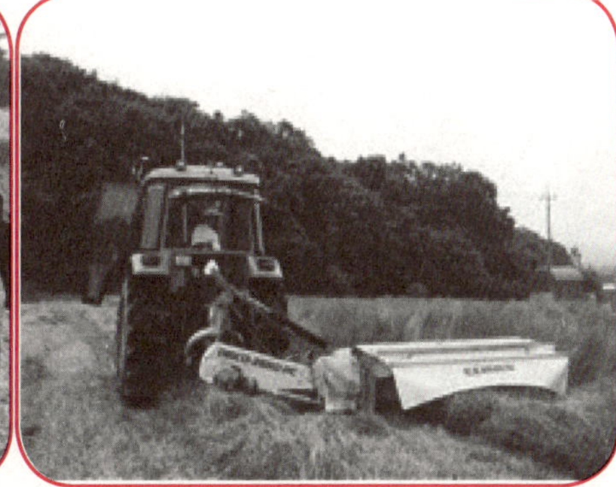

경기도 연천에 있는 연천명성한우에서는 동물복지 축산농장으로 인증 받았을 뿐만 아니라 친환경농업으로 무항행제, 무호르몬제로 소, 산양 등을 키우는 것으로 유명한 목장이다. 연천명성한우의 특징을 보면 소들이 초원에서 풀을 먹고 자라게 하는 방목농장과 방목된 소들이 크면 자리를 옮기는 번식농장을 가지고 있다. 특히 번식농장은 자동화 설비를 갖춘 대형 축사로 경쾌한 음악을 소들에게 들려주어 사람과 똑같이 충만한 감성을 느끼도록 하고 있다. 천정과 벽은 개폐식으로 햇볕을 쬐고 소들에게 스트레스 주지 않는 사육을 하고 있다. 방목목장은 축사 밖의 계곡이나 자연환경을 이용하여 소들이 무리를 지어 자연에서 풀을 뜯어 먹도록 자유롭게 사육하고 있다.

사료는 기존의 살을 찌우기 위한 옥수수 위주의 사료에서 벗어나 초식동물 본연의 생리에 맞도록 풀을 베어 발효시킨 먹이를 공급하여 호르몬제를 굳이 먹이지 않아도 성장할 수 있도록 관리하고 있다.

발효된 사료는 소의 축변 냄새를 대폭 줄이고 있으며, 축변을 제거하기 위해서 자동화 설비를 이용하여 자동으로 청소를 하고, 소가 깨끗하게 생활할 수 있도록 톱밥과 모래를 제공하여 파리, 모기 등 유충 없는 쾌적한 환경을 유지하고 있다. 청결한 환경과 해충이 생기지 않도록 환경을 관리하다 보니 자연스럽게 항생제가 필요 없어 사용하지 않고 있다. 연천명성한우에서는 생산된 소고기는 마블링이 거의 없지만 고기가 부드러우며, 육질이 풍부한 것으로 알려져 있다. 특히 저지방 무항생제, 무호르몬제 소고기는 일반인에게도 좋지만 성인병에 걸린 환자들에게도 안전한 먹거리로 제공하고 있다.

3. 마블링에 대한 오해

　마블링은 육류를 연하게 하고 육즙을 많게 하는 지방의 분포로 우리 말로는 근내(筋內)지방이라 하며, 영어로는 마블링(marbling)이라 한다. 마블링은 흰색으로 붉은 고기 가운데 중간 중간에 지방층으로 분포되어 있다. 소고기는 지방 함량이 부위마다 제각각 다르며, 상대적으로 지방이 많은 부위는 갈비·등심이다.

　한국과 일본은 마블링(Marbling) 정도가 높은 고기를 선호하는 경향이 다른 나라에 비해 유난히 강한 것으로 알려져 있다. 국내에서는 소고기 육질등급은 고기의 질을 근내 지방도(Marbling), 육색, 지방색, 조직감, 성숙도에 따라 1+, 1, 2, 3등급과 등외등급인 D등급으로 판정한다. 이는 소비자가 고기를 선택하는 기준이자 가격이 매겨지는 근거가 된다. 일반적으로 근내 지방도(Marbling)가 좋은 고기는 고기가 입안에서 부드럽게 녹아드는 육질을 선호하고 값 또한 비싸다. 실제로 축산물 도매시장에서는 등급에 따라 kg당 1500~2000원 정도의 차이가 나기 때문에 농장 주인들은 어떻게 하든 수익을 높이기 위해서 근내 지방을 많게 만들어서 팔려고 노력한다. 소고기 등급제의 원래 취지는 소비자에게는 고기 소비의 구매 가이드를 제공하려는 의도였는데 이제는 가격표로 받아들여지고 있다.

음식 평론가 황교익 씨는 마블링이 많은 소고기가 맛있다는 생각은 직화로 고기를 구울 경우 기름이 녹아내리며 타면서 고소한 향이 나는데 이 냄새가 후각을 자극하기도 하고, 고기를 입에 넣었을 때 지방이 입안에 코팅되듯 발라지는 것을 맛있다고 생각하기 때문이라고 말한다.

정식 명칭이 '축산물등급표시제'인 이 제도는 1989년에 처음 도입됐는데 당시에는 1, 2, 3등급뿐이었다. 이후 두 개의 분류가 더 생겼다. 축산물품질평가원에서는 "축산물 수입 개방이 이뤄지면서 한우 산업을 지키기 위해 품질의 차별화를 유도했다"며 "그 과정에서 등급제를 도입한 것"이라고 배경을 설명했다. 한우의 경쟁력을 강화하기 위해 도입한 제도가 '마블링 신화'를 만들며 국내 축산업이 더욱 미국 곡물업자에 종속된 점은 아이러니하다. 전 세계에 유통되는 육우는 대부분 옥수수 사료를 먹이기 때문에 마블링에 관한 한 한·미·일의 차이는 거의 없다. 일본의 축산물 등급 분류상 최상급 등급은 우리보다 더 지방이 많다. 미국은 우리와 비슷한 마블링 기준으로 등급 판정을 하는 것으로 알려졌다.

근내 지방도가 높은 소고기에 맛을 들인 우리는 한우를 고집하는 이유로 소를 가두거나 최소한의 운동을 시키고 사료를 먹이기 때문에 살이 연하고 지방이 많아지는 것이라고 한다. 반면에 수입소고기는 광활한 장소에서 방목을 해서 키우므로 소의 운동량이 많아지게 되어 고기가 질기고 풀만 먹고 자라므로 육질에 배어있는 담백함과 고소한 맛이 강한 풀냄새로 인해 싱겁거나 담백한 맛을 덜 느끼게 된다고 한다. 그래서 호주와 뉴질랜드에서는 목초지대에 소를 방목해 키우다가 한국인의 입맛에 맞게 소를 가두어 놓고 곡물을 먹여 생산하여 수출하기까지도 한다.

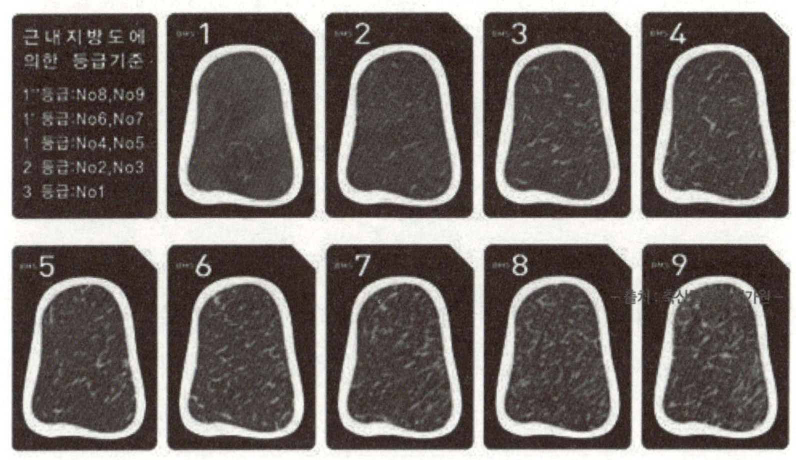

소고기에 마블링을 만들기 위해서는 소에게 곡류를 많이 먹이고, 부드러운 고기를 얻으려 소의 운동량을 줄이기 위해 움직임이 힘든 우리 속에 가두어 지방을 늘리는 방법이 가장 많이 사용된다. 곡류는 특히 옥수수를 먹이는데, 옥수수는 소가 빨리 자라고 비대해지게 한다. 심한 경우에는 소의 살을 찌우기 위해 먹다 남긴 음식물을 먹이기도 한다. 좁은 공간에 너무 많은 소를 가두어 키우게 되면 소들은 근육이 재대로 발달하지 못해 관절염이나 골절이 생기기 쉽고, 그로 인한 상처와 감염을 막기 위해 항생제를 투여해야 한다. 그래서 마블링이 많은 소고기를 먹는 것은 병든 소고기를 먹게 된다고도 한다.

마블링은 비만예방과 다이어트에 가장 멀리해야 할 동물성 지방이다. 지방층인 마블링이 잘 분포된 소고기를 먹으면 곧 동맥경화·심장병·뇌졸중 등 혈관질환에 걸리기 쉬우며 비만 및 성인병을 재촉하는 것과 같다고 하겠다.

문제는 1등급 소고기가 비싸기 때문에 질 낮은 소고기에 비위생적인 소기름과 팜유를 주입하고, 랩으로 잘 감싼 후, 냉동실에 넣고 하루 정도 보관하여 가짜 마블링을 만들이 판매하기도 해 소비자들에게 큰 충격을 주었다. 이영돈 PD의 먹거리 X파일에서는 가짜 1등급 소고기가 씨 푸드 뷔페 및 고급 레스토랑을 비롯해 특급호텔까지 납품되는 현장을 고발하여 시청자들의 공분을 사기도 했다.

음식 평론가 황교익씨는 "20일 이상 숙성하면 소고기는 마블링이 없어도 부드럽고 고소해진다. 유럽에서는 숙성 육이 기본"이라고 전했다. 지방이 적어 등급이 낮지만 풍미가 진한 맛을 즐기려면 숙성 육이 좋다는 것이다. 숙성 육을 만들기는 어렵지 않다. 위생적으로 처리된 고기를 진공 포장한 뒤 김치냉장고에서 5℃ 이하로 열흘 이상 숙성시키면 된다.

4. 한우와 수입소고기의 차이

　실제로 한우와 수입 소고기는 전문가가 아니면 색깔이나 부위별 특징만으로는 구별하기 어렵다고 한다. 두 고기를 앞에 놓고 하나씩 맛보아도 전문가가 아니면 웬만해서는 맛의 차이를 구분하기도 어렵다. 더욱이 수입소고기의 냉동육이나 냉장육도 맛의 달인이 아니면 구분하기가 어렵다.

　한 연구 결과를 보면 한우는 외국산에 비해 맛을 좋게 하는 올레인산 함유량이 높다는 연구가 있는데 이는 우리나라 사람 입맛에 익숙하다는 점이 차이라고 할 수 있다. 반대로 외국인들에게는 한우고기가 별로 맛이 없고 현지의 소가 맛있는 이유와 같다.

　한우보다 수입소고기가 맛있다고 역설적으로 말하는 사람도 있다. 그것은 바로 한우는 가두어 두고 사료만 먹이기 때문에 스트레스를 받아 고기의 질이 떨어지며, 근내 지방도가 높아 그 만큼 고기에 지방이 많아 각종 성인병의 원인이 된다는 것이다. 반면에 미국이나 호주처럼 소를 초원에서 방목하면 자연에서 자라는 풀을 먹고 자라기 때문에 육질이나 맛이 우수 할 수밖에 없다고 한다.

실제로 한국 내에 있는 호텔 레스토랑이나 패밀리 식당에서는 수입소고기를 사용하고 있지만 사람들이 선호하는 것을 볼 수 있다. 이처럼 한우가 맛있느냐 수입소고기가 맛있느냐는 사람들의 익숙해진 입맛의 차이일 뿐 소고기 자체의 맛의 차이라고 보기 어렵다.

국내에 수입된 소고기라고 해노 구매할 때 소고기의 품질등급을 보고 사면 맛있는 소고기를 살 수 있다. 소고기 품질등급은 국가별 소비성향에 따라 적용기준이 달라 비교가 어렵다. 예를 들면 미국은 거세 · 경산 여부 및 성숙도 등 소의 분류체계별로 등급을 부여하고, 호주는 별도의 품질평가 없이 소의 성숙도만을 기준으로 등급을 분류하고 있다.

요즘 미국 산 소고기가 시장에서 많이 팔리고 있기 때문에 미국에서의 소고기 품질등급을 보면 최고급 상등육(prime), 고급상등육(choice), 중상등육(select), 중등육(standard), 하등육(commercial), 저등육(utility), 식품가공육(cutter) 등 7등급으로 나누고 있다. 이중에서 프리미엄 등급이나 초이스 등급은 육질이나 맛이 우수하다. 특히 프리미엄 등급은 미국에서 나오는 소고기의 3% 정도로 우리나라에 냉장육으로 수출되고 있다.

따라서 수입소고기를 구매할 때는 소고기의 품질등급표시를 보고 높은 등급을 구매하면 맛있는 고기를 구매할 수 있으며, 맛있는 소고기는 구울 때 소금이나 후추로 간단하게 간을 해도 맛있는 요리가 된다.

냉장육과 냉동육의 차이

냉장육 냉장육은 도축 후 한 번도 얼리지 않은 상태의 고기로 심부온도가 −1℃∼0℃로 유지된 고기를 말하며, 4℃이하에서 유통되는 것을 말한다. 냉장육의 가장 큰 장점은 숙성(ageing)이 충분히 진행된 상태라는 것이다. 하지만 냉장기술이 아무리 발달되어도 수십 일 넘게 시간이 걸리다 보면 고기의 질이 떨어질 수밖에 없다. 따라서 좋은 육질 상태로 공급하기 위해서는 시간을 단축하기 위해 항공으로 수입하는 고기도 있어서 냉장수입육이 급증하고 있다. 가격은 냉장육과 냉동육이 거의 차이가 나지 않는다

냉장육과 냉동육의 차이

냉동육 냉동육은 −18도로 이하로 급랭한 후에 같은 온도로 보관해서 육질 손상을 막고 있다. 대부분 음식점들은 냉동육을 많이 사용하고 있다. 냉장육과 냉동육의 품질 차이가 별로 나지 않기 때문에 보관이 용이하고 수급이 쉬운 냉동육을 선호할 수밖에 없다. 냉동육을 좋은 품질로 쓰기 위해서는 해동이 중요하다. 해동 방법은 여러 가지가 있지만 가장 좋은 방법은 냉장상태에서 서서히 해동을 해야만 육질을 최대한으로 보존할 수가 있다. 하지만 해동시간이 며칠이 걸리기 때문에 무척이나 번거로워 대부분 상온에서 해동을 하는데 고기 맛을 떨어뜨리는 원인이 된다.

5. 소고기 맛있게 먹는 방법

가. 소고기 부위별 요리방법

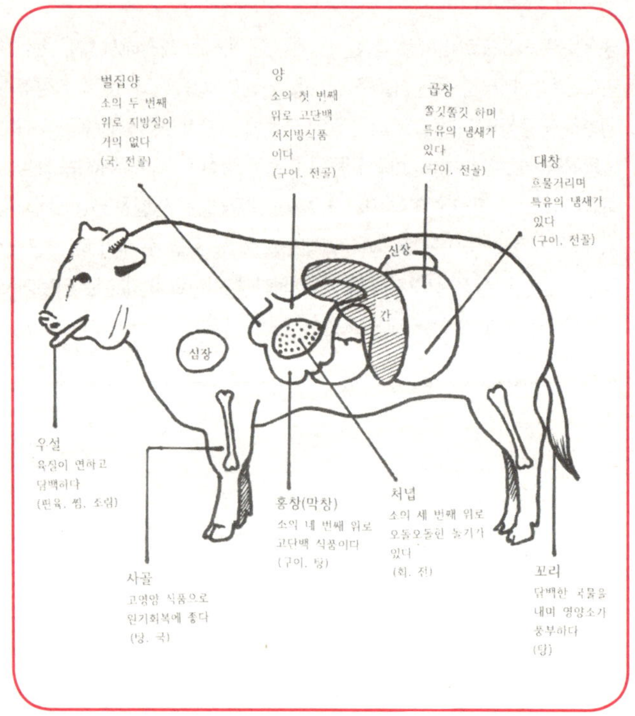

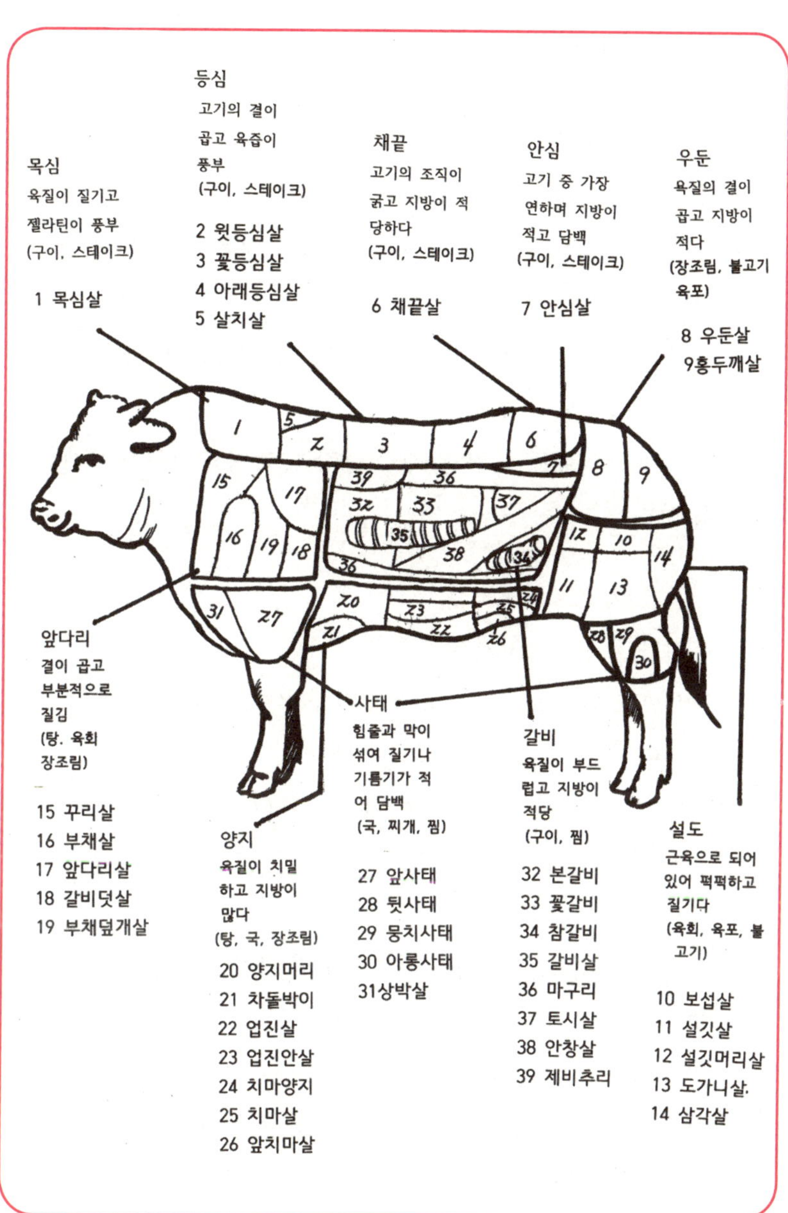

그림-4-2 소고기 부위별 명칭 및 용도

나. 쇠고기를 부드럽게 조리하는 방법

- 고기의 결과 직각으로 자른다.
- 잔칼질을 해준다.
- 칼 등으로 살짝살짝 두드려 준다.
- 가열조리 시 적당량의 염(1.3~1.5%)이나 간장을 넣어주면 연해진다.
- 산(식초, 레몬)을 가하면 연해진다.
- 숙성하면 효소에 의해 자가분해 하여 연해지고 풍미가 높아진다.
- 고기를 얇게 자른 후 살짝 익힌다.
- 파파야, 파인애플, 무화과, 배즙, 생강즙, 키위와 같은 연육제를 사용 한다.

다. 좋은 소고기 고르는 방법

- 윤기가 흐르는 소고기를 고른다.
- 갈색으로 변한 소고기는 효소가 작용하여 신선하지 못한 것일 수 있으니 냉동 상태라도 주의해야 한다.
- 고기의 색깔이 선홍색을 내는 것을 고른다.
- 공기 중에 오래 노출되지 않은 고기를 고른다.
- 되도록이면 지방질이 없는 고기를 고른다.
- 근섬유가 탄력적으로 만져지는 느낌의 고기를 고른다.
- 고기의 결이 굵고 거친 고기는 운동을 많이 해서 질기고, 고기의 결이 가늘고 섬세한 고기가 부드럽고 맛이 좋다.
- 마블링을 원한다면 굵게 형성된 것보다는 실핏줄처럼 고루 분포되어 있는 것을 고른다.
- 어린 소이거나, 영양가가 높은 사료를 먹고 자란 소는 지방의 색

이 흰색이기 때문에 지방의 색깔은 흰색을 고른다.

6. 한국의 대표 음식 삼겹살

현재 우리나라에서 돼지고기 판매량의 약 80%가 삼겹살이라는 점을 들어 한국을 대표하는 음식은 불고기라는 것에 반대하고 단연 삼겹살이라고 주장하는 사람이 늘고 있다. 실제로도 주변 식당을 둘러보면 삼겹살을 거의 대부분 팔고 있다. 식당 어디를 가도 소주 안주로 꼭 선택하는 것이 삼겹살이었던 것이 이제는 가족의 건강식이 되었다.

대한양돈협회는 '삼겹살 말고 다른 부위도 먹자'는 광고 캠페인을 지속적으로 펼쳐오고 있지만 삼겹살 소비는 더욱 늘고만 있다. 고기별로 1인당 평균 소비량을 보면 소고기가 6.8 kg이고, 닭고기가 8.0 kg, 삼겹살 소비량은 9 kg로 가장 높다.

우리가 삼겹살을 먹게 된 것은 그리 오래되지 않았다. 한국 음식에서 양념을 하지 않은 고기를 불에 직접 구워먹는 것은 적어도 선호되는 조리법이 아니었다. 삼겹살이 지금과 같이 인기를 얻게 된 것은 1960년대 소주 값이 떨어지면서 그에 어울리는 안주로 값싼 돼지고기를 구워먹게 되었다거나, 탄광에서 분진을 많이 마시는 광부들이 목의 분진을 삼겹살의 기름기를 통해 걷어내고자 먹기 시작했다고 한다. 이처럼 돼지고기를 먹기 시작했던 시점이 먹고 살기 어려운 시절에 비교적 가격이 저렴한 돼지고기를 선택하게 했고, 사회적으로 가난했던 계층들이 노동 후에 소주 한잔과 함께 삼겹살을 먹게 되었다. 삼겹살이 목이나 폐의 건강에 좋다는 이야기가 퍼지면서 급속하게 확산된 것만큼은 확실하다. 결국 삼겹살이 한국의 음식문화에 본격적으로 등장한 것을 돌이켜보면 기껏해야 1990년대 이후부터라고 할 수 있다.

세계적으로 삼겹살을 가장 선호하는 것은 당연히 우리나라다. 우리나라에서 삼겹살에 대한 인기가 끊이지 않는 이유를 분석해보면 다음과 같은 특징을 가지고 있다. 삼겹살의 맛은 다른 돼지고기의 부위에 비하여 특별한 맛 성분이 포함되어 있지 않고 비슷하다. 다만, 삼겹살은 다른 부위에 비하여 지방 성분이 많은데 전체 성분의 28.4%가 지방이다. 삼겹살이 지방이 많다는 것은 퍽퍽한 돼지고기의 씹는 맛을 고소하고 부드럽게 하고, 쉽게 넘어가게 해주는 역할을 수행하기 때문에 삼겹살을 찾는 이유가 된다. 또한 지방 함량이 삼겹살 특유의 맛과 향을 극대화시킨다. 삼겹살을 가열하면 지방과 단백질에서 휘발성 물질이 생겨 고소한 향이 되어 우리의 입맛을 돋운다는 것이다. 뿐만 아니라 우리나라의 쌈 문화에 돼지고기는 상추, 깻잎 그리고 소금, 기름장 등과 함께 싸 먹을 수 있다는 것 때문에 문화적으로도 친근하기 때문이라고도 한다.

한국은 세계에서 삼겹살을 가장 많이 수입하는 나라로 현재 16개국에서 수입하고 있다. 문제는 돼지 한 마리에서 나오는 삼겹살은 뱃살 부분으로 돼지 한 마리를 잡으면 전체 고기 량 중에서 약 10% 정도 밖에 안 되기 때문에 다른 부위는 찾지 않아 찬밥신세가 되고 있다는 것이다.

돼지 축산 농가는 삼겹살이 아닌 나머지 부위는 헐값에 넘겨야 하기에 갈수록 울상을 짓고 있다. 더구나 저가의 외국산 삼겹살 수입이 늘어 국산 돼지고기의 기타 부위 판매는 더욱 감소하고 있는 추세다. 이를 반영이라도 하듯 농수산물유통공사와 한국육류유통수출입협회에 따르면 삼겹살 수입액은 지난해보다 수입량이 77%나 증가했다고 한다.

이렇게 많은 양을 외국에서 수입하다 보니 국산 돼지의 삼겹살은 찾아보기 어려울 뿐만 아니라 원산지를 속이고 일부에서는 국내산인 것처럼 속여 값을 받고 있다고 한다. 뿐만 아니라 그래도 삼겹살이 부족하다 보니 최근에는 돼지 앞다리나 뒷다리, 머리고기 등 다른 부위를 비계와 함께 섞은 '가짜 삼겹살' 또는 '값싼 수입 냉동 삼겹살'이 판매된다는 보도까지 있었다.

삼겹살 가격 또한 천차만별이다. 가장 싼 대패삼겹살은 최저가가 2500원, 고급 삼겹살 최고가는 20,000원으로 가격의 차가 무려 8배 정도 나는 것으로 나타났다. 어떻게 이런 일이 생길까? 양돈업자들은 손익분기를 고려했을 때, 1인분에 7000원 이하로 팔리는 삼겹살은 90% 이상 수입 산이라고 말한다. 또한 1인분에 2500원 안팎의 초저가 삼겹살은 가능하지 않다고 한다. 정상 가격으로는 도저히 이윤이 남지 않기 때문에 가짜 삼겹살일 가능성이 높다는 것이 업계의 설명이기도 하다.

국산 삼겹살	수입 삼겹살
고기는 선명한 붉은 색	고기는 어두운 붉은 색
지방은 흰색	지방은 회색
구우면 지방이 액체 상태로 분리	구우면 지방이 흰색으로 응고
지방층이 두껍고 등심이 붙어 있음	지방층이 얇고 등심이 붙어 있지 않음
면이 고르지 않다.	면이 고르다.

– 출처 : 국립농산물품질관리원 –

7. 아이들의 건강을 위협하는 소시지(sausage)와 햄(ham)

영국 보건당국은 영국에서 E형 간염 환자가 6년 새 3배 이상 급증한 주원인이 독일과 네덜란드산 돼지고기로 만든 소시지 등 육가공 제품 때문이라고 밝혔다. 식품의약품안전처는 최근 유럽에서 햄과 소시지로 인해 E형 간염 바이러스 감염자가 급증했다는 정보에 따라 수입·유통 중인 제품에 대한 검사를 강화하고, 살라미(소고기와 돼지고기의 등심살에 돼지 기름을 넣고, 소금과 향신료를 많이 넣어 간을 세게 맞추고 럼주를 가한 후 건조시킨 이탈리아 소시지)와 하몽(돼지 뒷다리의 넓적다리 부분을 통째로 잘라 소금에 절여 건조·숙성시켜 만든 스페인의 대표적인 햄) 같은 비 가열 식육 가공품 수입을 잠정 중단하였다.

E형 간염 바이러스는 사람과 동물이 모두 감염되고 옮기는 인수 공통 전염병이다. E형 간염 바이러스는 건강한 사람의 경우 감기와 같은 증상을 보이거나 설사·황달 등을 앓고 지나가지만 임신부는 치사율이 20~25% 정도로 높기 때문에 위험하다. 경우에 따라서는 백혈병과 암에 까지도 이를 수 있는 것으로 알려졌다. 영국에서는 E형 간염 바이러스

에 감염된 사람들이 횡격막 통증을 호소하며 몇 주간 집중 치료를 받아야 했다는 증언이 나오고 있다.

유럽의 학자들은 햄과 소시지로 인해 E형 간염 바이러스에 감염된 이유로 유럽에서 소시지를 제조할 때 돼지고기를 도살한 후 피를 모아 뒀다가 다시 소시지 생산 과정에서 피를 멸균처리하지 않고 혼입(混入)하는 것 때문이라고 지적했다.

식품의약품안전처는 유럽발 E형 간염 논란은 원료에 이상이 있는 비 가열 제품이기 때문에 국내에서 제조한 비 가열 제품도 유통과 판매를 중지하고 모두 수거할 계획으로 있다고 발표하고, 유럽산 돼지고기가 포함된 소시지 등 식육 가공 제품은 반드시 익혀 먹으라고 당부했다. 가열하여 만든 햄과 소시지 제품은 70℃ 이상에서 한 시간 이상 가열 후 판매하는 제품이기 때문에 열을 가하면 E형 간염 바이러스가 사멸되므로 바이러스에 대한 걱정은 하지 않아도 된다. 그러나 우리나라 국민들은 살충제 계란에 충격을 받아 소시지와 햄에 대해서도 불안한 마음을 금하지 못하고 있다.

지금까지 소시지와 햄은 아이들 반찬으로 인기를 얻었는데 소시지와 햄에 대한 불안으로 식탁 위에서 멀리하고 있다. 이번 기회에 과연 소시지와 햄은 무엇인지와 제조 방법과 안전하게 먹는 방법에 대해서 다시 알아볼 필요가 있다.

가. 소시지

1) 소시지란?

소시지는 돼지고기나 쇠고기를 곱게 갈아 소금을 넣어 동물의 창자 또는 인공 케이싱에 채운 고기 가공품을 말한다. 한국산업규격(KS)에서

정한 소시지의 정의를 보면 축산물의 가공기준 및 성분규격에서 소시지류로 분류하여 식육을 염지 또는 염지하지 않고 분쇄하거나 잘게 갈아낸 것이나 식육에 조미료 및 향신료 등을 첨가한 후 케이싱에 충전하여 냉동, 냉장한 것 또는 훈연하거나 열처리한 것(육 함량 70% 이상, 전분 10% 이하의 것)으로 정의내리고 있다. 종류로는 소시지, 혼합소시지, 건조소시지, 건조 혼합소시지, 반건조 소시지, 반건조 혼합소시지, 가열냉동소시지를 열거하고 있으며 각각의 규격을 기술하고 있다.

원래 소시지는 좋은 고기를 먹을 수 없는 가난한 사람들을 위해서 소나 돼지의 뼈와 지방 덩어리를 제외하고 먹을 수 있는 부분인 골·혀·귀·염통·콩팥·코·창자·피 등의 부산물을 이용하여 만들었다.

소시지의 역사는 BC 9세기 경에 작성된 호메로스의 「오디세이아」에서 병사들이 고기반죽을 만들어 창자에 채운 것을 먹었다고 하는 기록이 있다. 4세기에는 콘스탄티누스 대제가 일반 서민은 소시지같이 맛있는 것을 먹는다는 것은 사치이므로 먹어서는 안 된다는 금지령을 내리기까지 하였다.

2) 소시지 만드는 방법

소시지를 만들기 위해서는 소나 돼지의 원료 육을 작게 썰어 소금이나 질산염류를 가하여 하루 동안 쟁여둔다. 이것을 가늘게 썰고 입맛을 좋게 하는 첨가물이나 돼지기름 등을 가하여 잘 섞은 다음 케이싱에 채워 끓는 물에 삶는다. 소시지를 만드는 케이싱으로 옛날에는 양의 창자를 사용하였으나 점점 적어져 현재는 돼지창자나 인공 케이싱을 사용한다. 인공 케이싱으로는 셀로판, 폴리에틸렌, 염산고무, 폴리염화비닐, 염화비닐 염화비닐리덴 혼성 중합체, 폴리에스테르 등의 필름이 있다.

소시지 제조회사에서는 햄을 만들 때 나오는 부스러기 고기를 사용하는데, 돼지기름을 많이 넣으면 유연성이 증가되고 입에 닿는 촉감이 좋아진다. 따라서 소시지는 영양적으로는 햄보다 단백질이 적은 반면 지방질이 많으므로 칼로리가 높다.

소시지는 크게 더메스틱 소시지(domestic sausage)와 드라이 소시지(dry sausage)로 나눈다. 더메스틱 소시지는 흔히 볼 수 있는 소시지로 원료 육을 케이싱에 넣어 끓는 물에 삶은 소시지를 말하며, 수분함량이 많으므로 신선 식료품으로 취급해야 한다. 만드는 재료에 따라 돼지고기·비엔나·볼로냐·프랑크푸르트·간·혈액·리오나 소시지 등이 있다.

드라이 소시지는 케이싱에 채운 다음 훈연하여 건조시킨 것으로 보존성이 좋으나 보존성을 높이기 위하여 소금·향신료 등을 다량 넣은 것이 많다. 종류로는 살라미·세르벌라·모르타델라 등이 있다.

소시지를 만드는 방법이 비교적 쉽고, 소고기, 돼지고기, 닭고기, 면양고기, 염소고기, 토끼고기, 생선 등과 햄 등을 만들 때에 얻어지는 잔육, 내장류, 혈액 등을 원료로 하여 어떠한 고기라도 사용할 수 있어 세계적으로 널리 애용되고 있는 식품이다. 나라에 따라서는 돼지고기 100%의 것만을 소시지라 하고 다른 고기를 혼합한 것은 소시지 고기라 한다. 한국 소시지의 대부분은 돼지고기·쇠고기·닭고기·토끼고기·생선의 혼합물로서 돼지고기만으로 된 것은 드물다.

3) 소시지 고르는 방법

- 소시지에는 대개 한국산업규격(KS) 마크, 제조연월일, 보존방법, 제조회사명, 사용한 고기의 종류 및 첨가물의 기재를 의무화하고 있

다. 따라서 소시지를 살 때는 이들이 분명하게 기록되어 있는 것을 고른다.

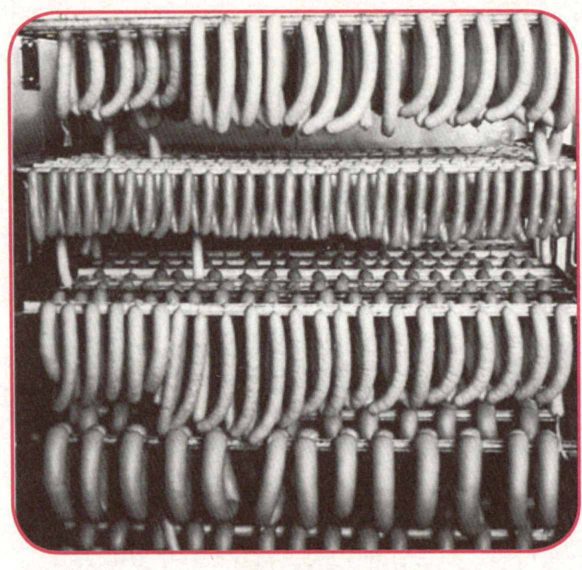

그림-4-3 소시지

• 소시지에는 여러 가지 고기가 들어가므로 꼭 고기의 종류를 확인해서 이상한 것이 들어가 있지 않은 것을 골라야 한다.

• 잡다한 고기가 많은 것일수록 인공색소를 강하게 사용하므로 빛깔이 진하기 때문에 주의해서 골라야 한다.

• 돼지고기가 많이 든 것은 깨끗한 연분홍색이며 빛깔도 선명하다.

• 잡다한 고기가 많을수록 맛을 은폐하기 위하여 인공 감미료를 넣는 경우가 많기 때문에 주의해서 선택해야 한다.

4) 소시지의 종류

소시지는 훈연 · 가열 소시지, 건조 소시지, 반 건조 소시지, 생 소시지 등 5종으로 분류하고 규격은 겉모양, 내용물 관능, 고기 함유량, 수분, 조지방 등으로 규정하고 있다.

가) 훈연 · 가열 소시지 : 소시지 중에서 훈연, 가열 또는 기열한 것을 말한다.

나) 가열 소시지 : 소시지 중에서, 원료 축육류 또는 원료 장기류를 예비 가열한 후, 케이싱에 채워 수증기로 찌거나 끓는 물에 삶은 것으로, 다음의 것을 말한다.

표-4-2 훈연 · 가열 소시지

구분	내용
비엔나소시지	소시지 1종 또는 3종(2종+중량 결착제는 제외), 케이싱으로 양의 창자를 사용한 것 또는 인공 케이싱을 사용한 제품으로 지름 20mm 미만인 것
프랑크푸르트 소시지	소시지 1종 또는 3종(2종+중량 결착제는 제외) 중에서, 케이싱으로 돼지의 창자를 사용한 것 또는 인공 케이싱을 사용한 제품으로 지름 20mm 이상 36mm 미만인 것
블로냐소시지	소시지 1종 또는 3종(2종+중량 결착제는 제외) 중에서, 케이싱으로 소의 창자를 사용한 것 또는 인공 케이싱을 사용한 제품으로 지름 36mm 이상인 것
고명소시지	소시지 4종 중에서, 원료 장기류를 혼합하지 않은 것

– 출처 : 한국산업규격(KS) –

표-4-3 가열 소시지

구분	내용
간 소시지	소시지 1종과 3종 중에서 원료 장기류로 가축 및 가금의 간만을 사용한 것으로 그 제품에 대한 무게 비율이 15% 이상 40% 미만인 것
편육 소시지	소시지 1종, 2종, 3종 중에서 원료 장기류로 지방, 귀, 코 등의 가식부분과 머리고기를 사용한 것으로 그 제품에 대한 가식부분 및 머리고기의 무게 비율이 50% 이상인 것
순대 소시지	소시지 1종, 2종, 3종, 4종 중에서 소 및 돼지의 혈액을 사용한 것으로 그 제품에 대한 혈액의 무게 비율이 10% 이상 40% 미만인 것

– 출처 : 한국산업규격(KS) –

다) 건조 소시지 : 소시지 1종과 3종 중에서 원료 장기류 이외의 염지한 원료 축육류 및 돼지의 지방을 사용하여 가열하지 않고 건조 또는 발효시킨 것으로 수분 함량이 35% 이하인 것을 말한다.

라) 반 건조 소시지 : 소시지 1종과 3종 중에서 원료 장기류 이외의 염지한 원료 축육류 및 돼지의 지방을 사용하여 가열하지 않고 건조 또는 발효시킨 것으로 수분 함량이 55% 이하인 것을 말한다.

마) 생소시지 : 소시지 1종, 3종, 4종 중에서 염지 또는 염지하지 않은 원료 축육류를 케이싱에 채운 후 바로 냉장 또는 냉동한 것을 말한다.

6) 소시지 먹는 법

• 소시지를 가열하지 않고 먹는 것은 바람직하지 않기 때문에 케이싱 그대로 먹을 수 있는 것도 먹기 전에 물에 넣고 삶아서 표면을 살균하거나 인공색소가 빠져나가게 하는 것이 좋다.

• 인공감미료를 많이 넣은 소시지를 국에 넣고 끓이면 국물 전체가 달착지근해져서 좋지 않으므로 소시지를 요리하기 전에는 먼저 삶아서 국물을 버리고 요리하는 것이 좋다.

• 새로 산 소시지는 끝으로부터 매일 한 도막씩 칼로 잘라서 사용한다.

• 사용하고 남은 것은 꼭 냉장고에 보관해야 하며 보통 1개월간 보존할 수 있다.

나. 햄

1) 햄이란?

햄(ham)이란 본래 돼지고기의 넓적다리 살을 의미하는 것으로 돼지고기를 소금에 절인 후, 훈연하여 독특한 풍미와 방부성을 갖게 만든 가공식품을 말한다. 햄은 대표적인 육가공 제품으로 원래는 돼지고기의 넓적다리 살로만 만들었는데 지금은 다른 부위를 사용하기도 하고, 돼지고기 이외에도 쇠고기·양고기·토끼고기·닭고기·칠면조 등으로 만들기도 한다. 햄의 가장 큰 특징은 훈연을 거쳐야 비로소 완성이 되는데 훈연과정에서 연기 속에 포함된 알데하이드류나 페놀류가 고기 속에 침투하여 방부 효과가 증가되는 동시에 독특한 풍미를 가지게 된다.

햄의 기원은 BC 1000년경에 그리스에서 고기를 오랫동안 보관하거나 고기의 누린내를 제거하기 위해서 훈연하거나 소금에 절인 고기를 먹었다는 기록이 있다. 로마시대에 와서는 연회에서 사용하거나 멀리 원정을 떠나는 군대에서 오랫동안 보관이 필요한 휴대 식량으로 사용되었다.

햄의 주성분은 단백질과 지질로 구성되어 있으며, 단백질은 필수아미노산을 골고루 함유하고 있는 우수한 단백질이므로 영양가가 높지만 비타민류의 함유량은 적다. 햄은 만들 때 보존료가 사용되지만, 보존성은 과히 좋지 않아 구매하면 통째로 냉장고에 보관해야 한다. 냉장고에 보관하면 한 달쯤은 견디나 얇게 썰어 놓은 것은 며칠 밖에 못 가고 상하므로 주의해야 한다.

2) 햄을 만드는 방법

① 햄으로 만들려는 부분의 돼지고기를 적당한 크기로 모양을 다듬는다.

② 부패의 원인이 되는 혈액이나 액즙을 제거하기 위하여 고기 양의 2.4%의 소금과 0.2~0.4%의 질산칼륨을 고기 표면 전체에 문질러서 약 5일간 5℃ 가량의 한랭한 장소에 쌓아 둔다.

③ 소금에 절인다. 소금에 절이는 방법에는 염수법과 건염법이 있다.

염수법은 아질산 및 질산의 나트륨 또는 칼륨염과 같은 발색제와 설탕 등을 가한 소금물에 고기를 담가 절인다. 건염법은 고기를 잘게 갈아서 조미료·식품첨가물·향신료·녹말 등을 섞어서 반죽하여 발색제를 가한 소금을 직접 고기에 뿌린다.

④ 훈연은 벚나무나 참나무 같은 단단하고 나무의 기름이 적은 나무를 불완전 연소시켜서, 그 연기를 쏘인다. 요즘 나온 인공 케이싱을 이용하여 만든 햄은 연기를 통하지 않고, 미리 연기의 엑기스를 섞어 훈연을 생략하는 경우가 많다.

⑤ 훈연 후 70℃에서 2~3시간 가열하여 고기 속의 유해 미생물을 없앤다.

⑥ 냉각시켜서 끈을 다시 매면 제품이 된다.

3) 햄의 종류

햄의 종류는 고기의 종류나 부위, 가열방법에 따라서 다음과 같이 나눈다.

표-4-4 햄의 종류

구분	내용
본레스햄	돼지의 넓적다리에서 뼈를 빼고, 염수한 후 셀로판이나 헝겊으로 원통형으로 감아서 훈연한 것
보일드햄	훈연하지 않고 가열만으로 만든 것
락스햄	고기 부스러기를 모아서 만든 것
프레스햄	일본에서 돼지고기 외에 쇠고기·양고기·토끼고기·닭고기 등을 섞어서 건염하여 만든 것
로스트햄	염수한 고기를 오븐이나 불 위에서 구워 만든 햄
벨리햄	염지한 돼지의 복부 육을 정형한 후 케이싱에 충전하고 훈연하거나 또는 훈연하지 않고 익힌 것
숄더햄	어깨살로 만든 것
하몽	돼지 뒷다리의 넓적다리 부분을 통째로 잘라 소금에 절여 건조·숙성시켜 만든 스페인의 대표적인 생 햄

4) 햄을 고르는 방법

- 10℃ 이하의 냉장케이스에 들어 있는 것을 고른다.

- 제조연월이 최근인 것을 고른다.

- 포장이 터졌거나 오래된 것은 피한다.

- 칙칙한 착색이 없는 것을 선택한다.

- 표피 밑에 액즙이 괴어 있지 않은 것을 고른다.

- 칼로 자른 표면에 기포가 적은 것을 고른다.

- 빛깔의 변색이 없는 것을 고른다.

- 훈연색이 고르게 입힌 것을 고른다.

- 윤기가 흐르는 것을 고른다.

- 되도록 사용 첨가물이 적은 것을 고른다.

- 손가락으로 눌러 탄력이 있는 것을 고른다.

- 표면에 곰팡이나 점액이 붙어 있지 않은 것을 고른다.

다. 햄·소시지의 문제점

원래 소시지는 여러 가지 고기의 부산물로 만들었기 때문에 내용물이 정확히 무엇인지를 몰라서 찜찜한 육가공품이었다. 그러나 햄·소시지는 아이들이 좋아하는 것들이며, 햄버거나 피자에 꼭 들어가는 재료이며, 학교 급식에도 육가공품을 반찬으로 사용하는 곳이 많다. 입맛이 없거나 반찬 투정하던 아이들도 햄·소시지는 반겨하는 경우도 많다. 그런데 WHO 산하 국제암연구소(IARC)가 햄·소시지·베이컨 등의 가공육을 1군(Group1) 발암물질로 분류해 아주 위험한 육가공품이라고 발표하고, 이번에 터진 유럽에서 육가공품을 먹은 사람들이 E형 간염에 걸렸다는 소식은 사람들에게 큰 충격을 줄 수밖에 없었다. 이로 인해서 햄·소시지를 좋아하던 사람들마저도 충격을 금치 못해 햄·소시지를 멀리하게 되고, 평소에 햄·소시지를 좋아하지 않던 사람들마저도 육가공품에 대한 기피현상은 더욱 심화되었다. 아이들의 건강에 좋지 않다는 이유로 주부들의 장바구니에서 소시지가 점차 사라져가고 있다. 과연 소시지의 무엇이 좋고 나쁜 지를 알아보면 다음과 같다.

① 1군 발암물질이다.

2015년 WHO 산하 국제암연구소(IARC)는 햄·소시지·베이컨을 1군(Group1) 발암물질로 분류하였고, JTBC 뉴스에서는 매일 가공육 50g(베이컨 2조각 정도)을 먹으면 발암가능성이 18% 증가하고, 가공육 섭취로 인한 암 사망자가 매년 3만 4천명에 이르고 있다고 보도하였다.

햄·소시지·베이컨을 술과 담배, 석면, 플루토늄 등과 같은 군으로 1군(Group1) 발암물질로 분류한 것을 보면 가공육에 들어 있는 발암 의심 화학물질이 매우 위험하기 때문이다. 가공육에서 발암 의심 화학물질이 생기는 이유는 고기를 굽거나 튀기는 등 고온에서 익히는 과정에서 N-니트로소와 미세먼지의 주성분인 다환방향족탄화수소(PAHAS)라고 불리는 독소가 생긴다는 것이다.

② 첨가제가 많이 들어간다.

햄·소시지에는 여러 가지 고기를 혼합하기 때문에 맛과 풍미를 높이기 위해서는 각종 첨가제가 재료로 사용된다. 첨가제 중에는 안전한 것도 있지만 안전하지 않은 첨가제가 들어갈 수 있기 때문에 소시지를 먹을 때는 만든 재료가 무엇인지, 첨가물은 식용이 가능한 것인지를 확인해야 한다는 것이다. 예를 들어서 시중에 판매되는 소시지와 햄은 주로 돼지고기와 닭고기를 사용하며, 기본적으로 증량제로 전분을 사용하기도 하며, 맛과 풍미, 저장성을 좋게 하는 소금과 설탕, 조직감과 다

즙성을 올려주는 인산염, 색상과 저장성을 높여주는 아질산염을 넣어서 만든다. 이외에도 햄·소시지를 만드는 회사에 따라 차별성 있는 맛과 풍미를 높이기 위해서 다양한 첨가제를 넣는 것으로 알려져 있다. 햄·소시지에는 발색제, 보존제, 향미증진제로 사용되는 아질산나트륨 등이 들어가는데 보존제는 대장암을 일으키기도 하며, 아질산나트륨은 첨가물에 취약한 성장기 어린이들의 경우 혈관확장, 빈혈, 구토, 호흡기 장애 등을 일으킬 수 있다.

문제는 가공육 공장에서 출하된 제품에도 재료나 첨가물이 제대로 명기가 되어 있지 않은데 수제로 가내에서 만들어 파는 소시지에는 어떤 것이 들어가 있는지 전혀 파악이 되지 않는다는 것이다.

③ 재료가 확실하지 않다.

햄·소시지의 주재료는 고기를 이용하여 만든다. 정성껏 좋은 고기로 안전한 방법으로 만들면 좋은 단백질 공급원이 되기에 딱 맞는 기호식품이다. 그러나 시중에 나와 있는 햄·소시지에서는 수익을 높이기 위해서 재료에 표기는 했지만 그것이 과연 얼마나 들어갔는지 정확한 부위가 들어갔는지를 확인하기는 어렵다. 소시지가 처음 만들어질 때도 고기의 부산물들을 전부 합쳐서 만들었듯이 햄·소시지를 만들 때 얼마나 정직하게 만들었느냐가 국민들의 건강에 영향을 미칠 수 있다. 질이 나쁜 고기나 먹기 어려운 부위를 전부 갈아서 만들 수도 있기 때문에 소시지는 재료를 정확히 확인할 수 있어야 한다.

④ 염분과 지방이 문제다.

햄·소시지는 제조 공정 중에 높은 수준의 소금이 들어가며, 햄·소시지를 부드럽게 하기 위해서는 지방을 일부라도 넣어야 한다. 햄·소시지에 들어 있는 소금 때문에 하루 필요한 나트륨 양보다 더 많은 양

을 섭취해야 하며 이로 인해서 성인병을 얻게 된다. 또한 지방을 많이
집어넣게 되면 고열량이 되면서 비만하게 만든다.

05

1. 식품 첨가물이란?

　식품첨가물은 식품을 제조·가공 또는 보존함에 있어 식품에 첨가되는 물질로 보존료·살균제·산화방지제·착색제·발색제·표백제·감미료·향료·팽창제·강화제·산미료·계면활성제·증점제(호료)·피막제·품질개량제(결착제)·소포제·용제·개량제 등이 있다. 보건복지부장관은 식품위생심의회의 의견을 들어 사람의 건강을 해칠 우려가 없는 경우에 한하여 판매의 목적으로 제조·가공·수입·사용·저장 또는 진열하여도 좋은 화학적 합성품을 첨가물로 지정하며, 이에 필요한 성분의 규격과 사용기준을 정하여 허가된 식품첨가물은 보건복지부가 발행한 「식품첨가물공전」에 수록되어 있다. 현재 한국에서 식품첨가물로 허가되어 있는 품목은 화학적 합성품 370여 종, 천연 첨가물 50여 종이 있다.

　식품첨가물의 첨가량은 중량백분율(용매 속에 용질이 녹아 있는 용질의 백분율)로 표시하며 %의 기호를 쓴다. 다만, 용액 100mL중의 물질함량(g)을 표시할 때에는 w/v%, 용액 100mL중의 물질함량(mL)을 표시할 때에는 v/v%의 기호를 쓴다. 중량백만분율을 표시할 때는 ppm의 약호를 쓴다.

식품첨가물의 종류는 다음과 같다. 아래의 표를 보고 자주 쓰이는 식품 및 부작용에 대하여 알고 있다가 구매 시에 확인해 본다면 식품첨가물이 주는 유해성에서 벗어 날 수 있다.

명칭	용도	첨가물	식품	부작용
보존료	미생물의 증식에 의한 부패나 변질을 방지하여 저장기간을 늘릴 목적으로 사용하는 물질	데히드로초산(DHA), 데히드로초산나트륨 (DHA-S),소르빈산, 소르빈산칼륨, 안식향산, 안식향산나트륨, 프로피온산 나트륨, 프로피오산 칼륨, 파라옥	탄산 및 비 탄산 음료, 각종 비타민 음료,박카스, 잼, 마가린	눈, 점막 등의 자극 및 기형아 유발 가능성
살균제	미생물을 단시간 내에 사멸시키기 위한 목적으로 사용하는 첨가물	차아염소산나트륨, 표백분, 고도표백분, 이염화이소시아뉼산나트륨	두부, 어육제품, 햄, 소시지	피부염, 고환 위축, 발암성
산화방지제(항산화제)	유지의 산패에 의한 이미, 이취, 식품의 변색 및 퇴색 등의 방지를 위해 사용되는 첨가물	디부틸 히드록시 톨루엔, 부틸 히드록시 아니졸, 터셔리부틸 히드로쿠논, 에리소르빈산, 에리소르빈산 나트륨, L-아스코르빈산(비타민 C), 토코페롤(비타민E), EDTA 칼슘 2 나트륨, EDAT 2 나트륨	크래커, 수프, 쇼트닝, 주스 등	콜레스테롤 상승, 호르몬제에서 발암성 유발, 유전자 손상, 염색체 이동, 흰쥐 체중 저하, 신생아 무뇌증 사례
착색재	식품의 가공공정에서 변색, 퇴색되는 색을 인공적으로 착색시켜 기호 면에서 식욕을 촉진시키고 품질 면에서 그 가치를 높이기 위하여 첨가되는 물질	Tar 색소(수용성, 산성) : 식용 색소 녹색 3호, 식용 색소 적색 2⊠3호, 식용 색소 청색 1호, 식용 색소 황색 4호	치즈, 버터, 아이스크림, 과자류, 캔디, 소시지, 통조림, 푸딩	간, 혈액, 콩팥 장애, 발암성

발색제	식품 중의 색소단백질과 반응하여 안정한 화합물을 형성함으로써 식품의 색을 안정화하고 선명하게 하거나 발색시키는데 사용되는 첨가물	아질산나트륨, 질산나트륨, 황산제일철(건조), 황산제일철(결정)	햄, 소시지, 어류제품	빈혈증, 호흡기는 악화, 급성 구토, 발한, 의식 불명, 간장암 유발
표백제	식품을 가공, 제조할 때 색소퇴색, 착색으로 인한 품질 저하를 막기 위하여 미리 색소를 파괴시킴으로써 완성된 식품의 색을 아름답게 하기 위하여 사용	과산화벤졸(benzoylperoxide), 과산화질소(nitrogen peroxide), 염소(chlorine), 삼염화질소(nitrogen trichloride), 이산화염소(chlorine dioxode)	과자, 빵, 빙과류	순환기 장애, 위점막 자극, 천식유발, 호흡기 점막, 눈 자극, 유전자의 손상, 염색체 이상w
감미료	식품에 감미(단맛)를 부여하기 위하여 사용되는 첨가물	구연산(결정), D-주석산, DL-주석산, 젖산, 후발산, DL-사과산, 이산화탄소, 이디핀산, 인산(콜라)	각종 탄산음료	칼슘 철분 아연 등이 제거, 공격적으로 되고 집중력 감소
착향료	상온에서 휘발성이 있고 식품에 향을 부여하기 위하여 첨가하는 화합물로서 냄새를 없애거나 강화 또는 변화시키기 위해 사용되는 첨가물	계피알데히드, 멘톨, 바닐린, 벤질알코올, 시트랄, 낙산부틸		
팽창제	빵이나 과자 등을 제조할 때 제품을 부풀게 하여 연하고 맛이 좋고 소화가 잘 되도록 하기 위해 첨가되는 물질	명반, 암모늄명반, 염화암모늄, 주석산수소칼륨, 탄산수소나트륨, 탄산수소암모늄, 탄산암모늄, 탄산마그네슘, 산성피로인산나트륨, 제인산칼슘, 글루코노델타락톤	식품 ; 빵, 비스킷, 초콜릿	카드뮴, 납 등의 중금속 함량이 높다.

강화제	식품의 영양을 강화하는데 사용되는 첨가물로서 비타민, 아미노산류, 무기 염류(칼슘, 철) 등이 미량 사용된다.	비타민류 : 비타민 A, B1, B2, B6, B12, C, D, E, K, P, 엽산, 이노시톨, 비오틴 등 아미노산류 : 라이신, 바린, 메치오닌, 쓰레오닌, 이소로이신, 트립토판, 페닐알라닌, 시스틴 등 칼슘제 : 구연산칼슘, 글루콘산칼슘, 염화칼슘, 수산화칼슘, 젖산칼슘, 인산칼슘, 탄산칼슘 등		
산미료	식품에 신맛을 부여하기 위하여 사용되는 첨가물로서, 짜릿하고 상쾌한 자극을 주어 소화액의 분비를 촉진하고 식욕을 돋아 주는 역할을 한다.	초산 및 빙초산, 구연산, 주석산, 푸말산, 푸말산나트륨, 젖산, 사과산, 글루코노델타락톤, 아디핀산, 이산화탄소, 인산		
계면활성제	두 종류의 액체를 혼합ㆍ분산시켜 분리되지 않도록 유화시키기 위해 사용되는 첨가물	레시틴(대두인지질), 지방산에스테르 4종류, 폴리소르베이트류		
증점제(호료)	식품에 점착성을 증가시키고 유화안정성을 좋게 하며 식품가공에서 가열이나 보존 중에 선도를 유지하고 형체를 보존하는데 도움을 주며 미각적인 면에서도 점활성을 주어 촉감을 좋게 하기 위하여 사용되는 첨가물	유산균음료, 아이스크림, 마요네즈ㆍ분산안정제로, 햄ㆍ소시지ㆍ결착보수제, 김ㆍ피복제, 폴리아크릴산나트륨, 알긴산 프로필렌글리콜, 메티셀룰로오즈, 카르복시 메칠셀룰로오스나트륨, 알긴산나트륨, 카제인, 초산전분 등		

피막제	채소 등의 저장 중에 외관을 좋게 하고 신선도를 유지시킬 목적으로 사용되는 피막제는 표면에 피막을 형성시킴으로써 호흡작용을 억제하여 수분 증발을 막는 역할을 한다	몰포린지방산염, 초산비닐수지	채소	
품질개량제(결착제)	식육이나 어육을 원료로 연제품을 제조할 때 결착성을 높여 씹을 때의 식감을 향상시키고 식품의 탄력성, 보수성, 팽창성을 증대시켜 조직을 개량하여 맛의 조화와 풍미의 향상을 가져오며 변질 · 변색을 방지하기 위하여 사용되는 첨가물	제1, 2, 3인산나트륨, 제3인산칼륨, 피로인산나트륨, 피로인산칼륨, 메타인산나트륨, 메타인산칼륨, 폴리인산나트륨, 폴리인산칼륨		
소포제	거품을 없애기 위하여 사용되는 첨가물로, 규소수지(0.05g/kg 이하)만이 허용되어 있다.	실리콘수지	두부	
용제	식품에 천연물의 첨가물을 균일하게 혼합되도록 하기 위해서는 용제에 녹여 첨가하는 것이 효과적인데 이러한 목적으로 사용되는 첨가물	글리세린, 프로필렌글리콜		
밀가루 개량제	표백과 숙성시간을 단축시키고, 제빵 효과의 저해물질을 파괴시켜 분질을 개량하기 위해 사용되는 물질	과산화벤조일(희석), 과황산암모늄, 아조디카르본아미드, 염소, 이산화염소, 스테아릴 젖산칼슘, 나트륨)	밀가루	

이형제	반죽된 것이 용기나 모형 틀 등에 붙거나 빵, 과자 제품을 오븐에서 구울 때 달라붙어서 적당하게 구어지지 않거나 발효에 의한 가스 형성이 불균일한 경우를 방지하기 위해 첨가하는 물질을 말한다.	대두유, 미강유 등의 액상유지에 유화제, 증점제(호료)를 첨가하여 부착성을 향상시킨 것(왁스, 파라핀, 식물성 유지, 동물성 유지)	빵, 과자	
고결방지제	품의 구성성분이 흡착되지 않게 하는 식품첨가물			
희석제	식품첨가물 또는 영양강화제를 용해, 희석, 분산 또는 물리적으로 변형시키기 위해 사용되는 식품첨가물			

요즘에는 외식을 자주하고, 패스트푸드와 인스턴트식품을 많이 먹으면서 자신도 모르게 식품 첨가물에 입맛이 길들여지고 있다. 그래서 식품 첨가물이 들어가지 않으면 음식이 맛이 없다고 느끼는 사람이 아주 많아졌다. 일반적으로 식사나 기타 음식물들을 통해 섭취되는 식품 첨가물은 하루에 80여종에 이르며, 양으로 치면 티스푼 하나 정도로, 일 년에 약 4kg 정도의 첨가물을 섭취하는 것으로 알려져 있다.

식품첨가물은 한 가지만을 단독으로 사용해도 문제가 되는 경우가 있지만, 여러 가지를 동시에 오랫동안 다량으로 섭취할 때는 건강에 매우 나쁜 영향을 미칠 수 있다는 연구 결과가 다수 나왔다. 이렇게 무심히 음식물 속에 포함되어 있던 식품첨가물을 먹고 있다가 「과자, 내 아이를 해치는 달콤한 유혹」이라는 책이 나오면서 안정성 문제로 인해서 사회가 온통 시끄러웠던 적이 있다.

「과자, 내 아이를 해치는 달콤한 유혹」을 쓴 안병수 씨는 과자 만드는 일이 즐거웠고, 무엇보다 자신이 만든 과자를 맛있게 먹는 아이들을 보는 것이 세상에서 가장 행복했다고 한다. 그러나 안 씨는 어느 날부터 건강이 심각하게 나빠지기 시작했으며, 주변에 건강 문제로 아직 젊은 나이에 고통을 당하는 신배 과자 기술자들이 상당히 많다는 사실도 심상치 않게 생각하고 있었다. 게다가 친분이 돈독했던 일본의 한 과자 기술자마저 갑작스레 세상을 떠나자, 그는 과자에 들어가는 식품첨가물과 건강이 밀접한 관련이 있다고 생각하고 자신의 건강을 지키기 위하여 회사를 그만두니 다시 건강이 회복되었다고 한다.

그 후 안 씨는 건강과 관련된 공부를 하면서 모두가 나쁘다는 것을 알고 있으면서도 왜 가공식품을 먹을 수밖에 없는지, 인공조미료나 합성색소 등의 유해물질 문제나 오늘날 가공식품에 드리워진 갖가지 불명예스러운 사실들을 책으로 밝혔다. 이처럼 과자를 만들던 사람의 입으로 듣게 되는 우리네 먹을거리에 대한 공공연한 비밀은 엄청난 논란거리일 수밖에 없었다. 더군다나 국내 제과업계의 제품들을 대상으로 그 이면을 속속들이 밝히고 있기에 파장이 더 커서 TV에서도 다루었으며 과자의 매출감소에도 지대한 영향을 주었다.

2. 화려한 유혹 색소

　색소는 원래 음식물에 넣어 음식의 색깔을 보기 좋고 먹기 좋은 색으로 만드는 식품첨가물이다. 우리 주변에서 보기 좋은 색깔을 가진 음식치고 색소가 들어가지 않은 식품이 없다고 보아도 과언이 아니다. 문제는 사람이 먹는 색소는 천연 색소를 사용하여 색깔을 낸다면 문제가 안 되지만 사람이 먹지 못하는 색소를 사용한 경우에 심각하게 문제로 등장하고 있다.

　색소를 첨가하는 음식을 보면 우리가 자주 먹는 치즈, 버터, 아이스크림, 과자류, 캔디, 소시지, 통조림, 푸딩 등이 여기에 해당한다. 착색제는 인체에 치명적이지 않을 정도의 양으로 사용한다고는 하지만 가랑비에 옷이 젖듯이 우리의 몸에 쌓여 간다는 것을 명심해야 한다.

　현재 가장 많이 사용하는 색소는 타르색소이다. 타르색소는 석탄을 원료로 하며, 이 원료들은 원래 옷감에 물을 들일 때 사용하는 염료이다. 우리나라에서는 현재 적색2호 등 9종의 식용 타르 색소가 허용되어 있다. 화학 구조상으로 아조계 색소(적색2호, 황색4호, 황색5호, 적색40호, 적색102호),키산테계 색소(적색3호), 트리페닐 메탄계 색소(녹색3호, 청색1호), 인디고이드계 색소(청색2호) 등이 포함되어 있다.

우리나라에서는 음식을 붉게 만드는 색소로서 흰 빛깔의 케이크를 더욱 희게, 초콜릿을 더 갈색으로 보이게 하기 때문에 많은 식품에 사용되고 있디. 다르색소는 면류, 겨자, 단무지, 과일주스, 젓갈류, 천연식품, 고춧가루, 소스, 잼, 케첩, 식육제품, 버터, 마가린 등에는 사용이 금지되어 있다. 그러나 과자류, 젤라틴, 코코아, 캔디, 푸딩, 잼, 젤리, 요구르트, 스프, 시리얼, 아이스크림, 과일주스류, 소다음료수, 비타민정제, 화장품, 기침약 등에 사용한다. 또한 선진국과는 달리 색소 사용여부를 제품에 전혀 표시하지 않아 문제점으로 지적되고 있다. 타르색소의 부작용은 인체 내의 소화효소 작용을 저해하고 간이나 위 등에 장애를 일으키며 최근에는 타르색소에 의한 발암성이 보고되고 있다.

– 적색2호와 적색 102호

적색2호와 적색 102호의 경우 미국 등 일부 국가는 안전성이 확보되지 않았다는 이유로 사용하지 않고 있으며, 이를 근거로 소비자단체, 언론 및 국회 등에서 지속적으로 안전성 문제를 제기하고 있는 실정이다.

– 황색4호와 황색5호

황색4호와 황색5호는 알레르기와 천식, 체중감소, 설사 등을 유발하는 인공색소로 미국식품의약국(FDA)은 이들 색소를 첨가할 경우 제품에 사용상의 주의를 표기토록 하고 있으나 우리나라에서는 과자와 껌에 첨가하나 황색4호와 5호에 대한 주의나 권고의 규정이 전혀 없다.

– 녹색3호

녹색3호는 EU에서 사용이 금지되어 있지만 우리나라에서는 과자, 청량음료 등에 5~10ppm을 사용한다. 멜론색은 황색4호 87%에 녹색3호 12%를 혼합한다.

> **과일맛 음료의 비밀**
>
> 과일 맛이 나는 음료의 성분표시를 보면 과일이 전혀 들어 있지 않는 경우가 많다. 바나나 우유의 단맛은 액상과당과 백설탕으로, 노란색은 치자황색소로, 바나나 맛은 바나나 향으로 낼 수 있다. 바나나 우유에 들어가는 치자황색소(바나나 우유는 일본에선 위험등급 3급으로 분류됨)와 화학물질로 만든 바나나향도 식품첨가물이다. 이와 같이 다른 과일 맛 음료의 새콤달콤한 맛도 여러 가지 화학물질의 혼합만으로 만들어진다. 과일 향 역시 화학적 향료를 추가해 만든 것이다. 과일 맛 음료를 살 때는 꼭 성분표시를 확인하여 되도록 식품첨가물이 들어가 있지 않은 제품을 선택하는 것이 좋다.

3. 색을 더욱 빛나게 하는 발색제

발색제는 그 자체에는 색이 없으나 식품 중의 색소와 작용해서 색을 안정시키거나 발색을 촉진시키는 것을 말한다. 우리가 먹는 햄, 소시지, 맛살, 생선묵이 반짝거리고 색깔이 선명한 것도 발색제 덕분이다. 또한 야채나 과실이 더욱 신선하게 선명한 색을 내는데도 도움을 준다. 발색제는 육류 발색제로는 아질산나트륨, 질산나트륨, 질산칼륨이 있고, 식물 발색제로는 황산 제1철이 있다. 발색제가 들어 있는 식품을 조리할 때는 끓는 물에 살짝 데치면 발색제가 일부 제거된다.

– 아질산나트륨

아질산나트륨은 아질산염, 아질산소다라고도 하며, 우리들의 식탁에서 자주 보는 햄, 소시지, 맛살, 생선묵 따위에 첨가되어 색깔을 낸다. 아질산나트륨은 음식을 먹음직스럽게 하기 위해서 넣는 화학물질인데 색소라기보다는 발색제이다.

아질산나트륨은 고기로 만드는 가공식품에 제일 많이 쓰이고 있다. 육류의 냄새를 진하게 하고, 시간이 지남에 따라 붉은색이 갈색으로 변하는 것을 막기 위하여 사용한다. 아질산나트륨을 규정량 이상으로 섭취하면 고기의 단백질과 결합하여 만들어지는 '니트로조아민'이라는 물질을 만들어 낸다는 것이다. 니트로조아민은 빈혈, 청색증, 저혈압, 암 등을 일으킬 수 있다는 공식 연구가 나와 있다. 특히 임산부, 4개월 미만의 유아, 빈혈을 앓고 있는 사람은 아질산 성분이 들어있는 음식을 피해야 한다.

– 황산 제1철

황산 제1철은 산성에서 적색, 알칼리성에서는 청색을 나타내는 발색제다. 야채, 과실의 색을 선명하게 하는데 사용하는 물질로 사용한다. 주로 야채, 과실, 햄, 소시지, 어류제품에 많이 사용하며 부작용으로는 빈혈증, 호흡기능 악화, 급성 구토, 발한, 의식 불명, 간장암 등을 유발한다.

부드러운 유혹 치즈

국내 유통되는 치즈의 대부분을 차지하는 가공 치즈에도 조미료와 향, 색소, 보존료 등 첨가물을 넣은 것이 많다. 육류가공품 중에서 가장 위험한 것 중의 하나는 햄과 소시지 등에 선홍색을 내기 위해 쓰이는 아질산나트륨이다. 아질산나트륨은 먹음직스러운 색을 내면서 다른 맛을 덮어 맛을 부드럽게 하고, 식중독균 등 미생물 번식을 억제한다

4. 유해성분을 몸에 섞이게 하는 유화제

유화제는 일종의 계면활성제라고도 하며 원래 기름과 물은 잘 안 섞이는데 이를 잘 섞이게 하는 역할을 한다. 버터나 마가린 같은 기름기 있는 제품들은 계란이나 물 등과 잘 안 섞인다. 따라서 빵이나 아이스크림을 만들 때에는 기름인 유지방이 물에 잘 섞이도록 돕는 유화제가 반드시 필요하다. 유화제가 있었기 때문에 우리가 고소한 빵을 먹을 수 있고 달콤한 아이스크림을 먹을 수 있다. 유화제가 없다면 주변에서 사라져야 할 식품들이 많기 때문에 유화제는 꼭 필요한 물질 중의 하나이다.

기름과 물이 잘 섞이게 하려면 기름이 물속에 매우 작은 입자로 잘 퍼져야 한다. 물속에 기름을 섞어도 유화는 되지만 기름 속에 물을 넣으면 점성이 생기고 뻑뻑한 상태에서 저어줘야 한다. 대개는 기름에 유화제를 섞고 물을 조금씩 가하면서 저어주면 점점 점도가 증가했다가 마지막에 풀어지며 안정된 상태가 된다.

그러나 문제는 이 유화제가 기름과 물을 섞이게 하는 데 탁월한 성능을 자랑하고 있기 때문에 사람의 몸에 들어가서도 유화제 역할을 한다는 것이다. 예를 들면 우리의 몸에 들어온 발암물질 등 각종 유해 성분이 인간의 체액에 잘 섞이도록 돕는다는 것이다. 결국 유화제는 배설되어야 할 각종 유해 성분을 우리 몸에 녹아들게 함으로 인해서 우리의 몸에 유해성분이 쌓여가게 하는 역할을 한다는 것이다.

유화제에는 레시틴, 모노글리세라이드, 글리세린지방산에스테르, 자당지방산에스테르 등이 있다.

– 레시틴은 계란노른자와 콩에 포함되어 있다. 그래서 레시틴을 대두인지질이라고도 하며, 콩기름을 제조할 때 콩기름에서 분리 정제하여 얻는다.

레시틴은 자연에서 얻기 때문에 화학적 합성품이 아니면서 천연첨가물의 하나이며 독성은 없는 것이 특징이다. 레시틴이 많이 들어 있는 계란노른자는 일반적으로 마요네즈의 유화에 이용된다.

– 모노글리세라이드는 독성이 없고 사용하기 간편해 유화제로서 뿐만 아니라 거품억제제, 녹말의 노화방지제로서 빵이나 케이크에 흔히 사용된다.

또한 빵이 시간이 경과하면서 입에 닿는 촉감이 나빠지는 것을 방지하는 역할을 한다.

아이스크림은 본래 서양요리의 디저트로서 이용되었으나 오늘날에는 기호품으로 널리 사용된다. 고지방인 것은 100g 당 열량이 200 kcal 정도로 높으며, 간식이나 환자식·유아식 등으로도 각광을 받고 있다. 아이스크림은 주원료인 크림, 우유 또는 유제품에 계란, 당류, 유화제와 안정제, 향료와 색소, 인공감미료 등을 넣어서 만든다. 문제는 아무 엉양분이 없이 혈당을 높이는 정제당과 발암물질이 체내에서 잘 섞이도록 돕는 유화제를 비롯하여 향료와 색소, 안정제, 인공감미료 등 유해 첨가물이 많이 들어가 있기 때문이다.

5. 음식 속의 괴물 방부제

방부제란 미생물의 발육을 억제하는 정균 작용과 미생물을 살균시키는 살균작용, 식품 또는 세균이 생성하는 효소작용을 억제하여 식품의 신선도를 보존하는 물질을 말한다. 장기간 보관이 필요한 식품들이나 수입되는 식품의 경우 방부제에서 벗어나기는 불가능하다. 밀가루가 영양 만점의 좋은 식품인 것은 부정할 수 없는 사실이지만 우리가 사용하는 밀가루는 대부분 미국에서 수입하기 때문에 방부제를 넣을 수밖에 없다. 빵집에서 신 빵이 5일이 지나도 곰팡이가 잘 안 피는 이유가 바로 이것이다. 우리 밀로 만든 빵은 하루만 지나면 곰팡이가 핀다. 실제로 곡류를 오래 보관하면 벌레가 생기기 마련인데, 수입산 밀가루는 오랫동안 보관해도 벌레가 생기지 않는다. 생산지에서 우리나라 소비자들의 손에 들어오기까지 길게는 2년씩이나 걸리는 기나긴 기간 동안 습하고 더운 기후를 견디면서, 더구나 통 곡류도 아닌 밀가루가 부패하지 않고 버틸 수 있는 비결은 오래 보관하기 위해서 무언가 특별한 처리가 필요할 수밖에 없다.

방부제 문제는 이웃 중국에서 더욱 심각하다. 중국은 유통과정 중 부패되어 손실되는 채소, 과일이 8천만 톤에 달하며, 곡물류도 역시 유통과정 중 손실률이 10%를 상회하는 것으로 알려지고 있다. 따라서 방부제의 사용이 절실히 필요한 상태이기 때문에 중국에서 들어오는 각종 음식 재료에는 방부제가 많이 들어 있을 거란 예측이 가능하다. 2006년에는 중국에서 수입되는 장어에 방부제인 말라카이트 그린이 검출되어서 장어를 좋아하던 식도락가들에게 충격을 주기도 하였다.

방부제로는 소르빈산 칼륨, 벤조산나트륨, 살리실산, 데히드로초산나트륨, 디하이드로 아세트산(DHA), 프로피온산 칼슘, 프로피온산 나트륨, 소르브산염, 안식향산나트륨(안식향산염, 벤조산) 등이 있다.

방부제가 좋지 않다는 것은 널리 알려져 있다. 방부제가 우리 몸에 주는 영향은 아소산과 반응하여 중추신경마비, 출혈성 위염, 간에 악영향, 발암성, 염색체 이상, 눈, 피부 점막을 자극한다.

방부제를 넣은 음식에는 치즈, 버터, 마가린, 빵류, 과자류 어육 제품, 된장, 고추장, 간장, 청량음료, 어육, 단무지, 케첩, 발효유, 유산균, 오이지, 햄 등이 있다.

방부제가 들어 있는 식품을 조리할 때는 끓는 물에 살짝 데치면 방부제가 일부 제거되고 염분과 기름기도 상당량 제거되어 맛도 담백해진다. 두꺼운 것들은 물에 데치기 전에 칼집을 내서 유해물질이 잘 빠져나오도록 한다.

– 소르빈산 칼륨

소르빈산 칼륨은 음식물이 썩지 않고 오랫동안 둘 수 있도록 하는 방부제이다. 이것 역시 오랫동안 많이 먹으면 암을 일으킬 수 있다. 이것은 고기류의 가공식품에 많이 쓰이며, 음식에서 세균이 크는 것을 줄이거나 없앰으로써 보존 기간을 늘리기 위하여 모든 가공식품에 거의 예외 없이 사용되는 식품첨가물이다.

– 안식향산나트륨

안식향산나트륨은 미생물의 생육을 억제하여 가공식품의 보존료로 사용되는 식품첨가물이다. 탄산 및 비 탄산음료, 각종 비타민 음료, 박카스, 잼, 마가린 등에 사용된다. 백색의 결정성 분말로서 냄새가 없으며 단맛과 떫은맛을 낸다.

또한 안식향산나트륨은 눈, 점막 등의 자극 및 기형아 유발 가능성이 경고된 보존료로 일본의 식품첨가물위험도 사전에는 안식향산나트륨을 가능한 피해야 하며 기형유발이 의심되는 독성이 강한 첨가제라고 밝혔다. 다른 보존료에 비해 1일 섭취 허용량(ADI)이 낮으므로 과량 섭취하지 않도록 주의해야 한다.

피로회복제로 쓰이는 드링크류의 경우에도 카페인 못지않게 안식향산나트륨이 많이 들어 있다.

6. 알고 먹어야 할 MSG

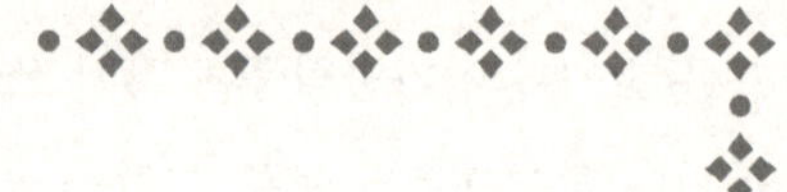

대표적인 화학조미료의 성분인 MSG(monosodium glutamate)는 일명 L-글루타민산나트륨이라고도 한다. 감칠맛을 내는 MSG는 20여 년간 뜨거운 논쟁이 이어지고 있는 식품 첨가물이다. 아미노산계 조미료인 MSG는 다시마, 버섯, 육류, 김, 토마토 등 자연 식품에 단백질의 일부분으로 존재한다. 그러나 이러한 자연 식품에 포함되어 있는 상태로 섭취했을 때 부작용이나 병적 증세가 없으나 식품첨가제로 만들어진 화학조미료인 MSG를 다량 복용하게 되면 건강에 심각한 문제가 생길 수 있다.

MSG라는 화학조미료가 탄생하게 된 것은 일본의 이케다 박사에 의해 다시마 추출물에서 감칠맛을 내는 물질을 발견하여 이를 추출한 것이 MSG가 된 것이다. MSG는 신맛과 쓴맛을 완화시키고 단맛에 감칠맛을 부가하며 식품의 자연풍미를 끌어내는 기능이 있다. 감칠맛을 내기 때문에 우리나라에서는 미원이라는 국민 조미료로 안쓰는 집이나 음식이 없을 정도로 많은 사용이 있어왔다. MSG는 지금도 음식점에서부터 가정에 이르기까지 맛을 내기 위해 과자, 통조림, 음료수, 캐러멜, 다시마, 맛소금, 다시다, 감치미 등에 많이 사용되고 있다.

MSG가 문제가 된 것은 1968년 한 중국계 미국인 의사가 중화요리에서 음식을 먹은 뒤 목과 등이 마비되며 심장이 뛰는 증상을 느꼈다고 주장하면서 MSG에 대한 유해성 논란이 제기되었다. 국내에서는 1990년대 럭키가 MSG를 뺀 종합 조미료를 출시하면서 MSG는 몸에 해롭다는 인식이 확산되었고, 이 후 식품 업체들은 주요 제품에서 MSG 성분을 빼기 시작했다.

또한 다량의 MSG를 섭취하고 나서 10~20분이 지나면 후두부의 작열감, 불쾌감, 근육경련, 메스꺼움 등의 증상이 일시적으로 나타난다는 보고가 있다. 특히 유아의 대뇌는 어른과 달리 MSG가 극소량이라도 뇌하수체가 파괴될 가능성이 있으며 성장은 물론 일반 대사에 이상을 불러올 수 있다는 보고가 있었다. 특히 중국 음식에 이 MSG가 많은데 중국음식을 먹고 난 후 이런 증상을 호소하는 사람이 많으며 거의 모든 식당과 많은 가정에서 맛을 내기 위해 화학조미료를 사용하고 있기 때문에 우리의 건강에 심각한 문제가 생길 수 있다.

그러나 일부에서는 MSG 원료인 글루탐산은 자연계에서 흔한 물질로 모유나 다시마 국물 100ml에는 글루탐산염이 20mg 가량 들어 있으며, 토마토에는 100g당 140mg, 파르메산치즈는 100g당 1200mg 들어 있기 때문에 우리는 자연스럽게 MSG의 감칠맛에 더 익숙하며 건강에 이상이 없다는 것이다. 물론 천연 글루탐산과 인공 글루탐산이 다르다는 주장도 있지만 아직 과학적인 근거는 없는 실정이다.

따라서 적당량을 먹는 것은 문제가 되지 않지만 다량을 한꺼번에 복용했을 때는 문제가 될 수 있다는 것이다. 이러한 논란에서 벗어나려면 가정에서 화학조미료의 사용을 줄이고 천연조미료를 사용하는 것이 좋다. 우리 주변에서 쉽게 구할 수 있는 천연조미료의 재료는 다시마와 멸치가 제일 널리 쓰이며, 여기에 마른 새우, 파뿌리, 표고버섯 등도 함께 사용하면 그 맛이 더욱 깊어진다. 천연 조미료는 통으로 사용해도 좋지만 믹서에 갈아서 조미료처럼 국이나 찌개를 끓일 때는 물론이고 가종 음식을 만들 때 넣으년 맛이 더욱 깊어지는 효과를 낸다.

🔍 건강을 위한 천연 조미료 만들기

표고버섯 가루 면의 오물을 잘 닦은 다시마를 프라이팬에 살짝 구워 믹서기나 절구에 빻아 보관한다. 다시마 가루는 국이나 찌개를 끓일 때 넣으면 깔끔한 국물 맛을 낼 수 있다.

멸치가루 멸치의 머리와 내장을 제거하고 달군 프라이팬에 기름을 두르고 볶은 다음 믹서기나 절구에 빻아 보관한다. 멸치 가루는 면 요리를 할 때 넣으면 구수한 맛을 낼 수 있다.

새우가루 새우를 잘 손질하여 프라이팬에 넣고 잘 볶은 후 믹서기나 절구에 빻아 보관한다. 새우 가루는 여름철 스테미너 보강에 좋으며 된장찌개, 나물무침, 아욱국, 죽 등에 쓴다. 또한 해물요리나 해물냉채 등에 넣어 먹으면 고소한 맛을 느낄 수 있다.

표고버섯 가루 바싹 마른 표고버섯을 믹서기나 절구에 빻아 보관한다. 표고버섯 가루는 찌개나 조림류에 사용하면 버섯의 은근한 맛을 느낄 수 있다.

7. 영양소를 파괴하는 표백제

표백제는 식품을 가공 또는 저장하는 중에 갈색으로 변화하는 등 변색이 일어나는 경우가 있는데 이를 방지해주는 것을 말한다. 갈변은 한마디로 말하면 산화 작용이라고 하는데 갈변현상은 과일이나 채소의 표면이 공기 중의 산소와 만나 산화효소의 작용으로 인해 점차 갈색으로 되는 현상을 말한다. 갈변이 잘 일어나는 과일에는 사과, 배, 밤, 바나나, 복숭아, 살구, 감자, 고구마, 가지 등이 있으며, 채소에는 주로 뿌리를 먹는 근채류인 도라지, 너덕, 연근, 우엉, 토란이 있다.

칼로 과일이나 도라지를 자르거나 껍질을 벗기면 과일이나 도라지의 성분이 심한 스트레스를 받아 호흡이 증가되고 에틸렌 가스가 생성되면서 갈변현상이 일어나는데 이것은 과일에 있는 폴리페놀 산화효소가 공기 중의 산소와 반응하기 때문에 갈색으로 변하게 된다.

따라서 도라지의 껍질을 벗기면 바로 갈색이 되는데도 불구하고 시장에서 만나는 껍질을 벗긴 도라지가 유난히 하얗게 빛나는 이유는 바로 표백제를 넣었기 때문이다. 이처럼 표백제는 갈변을 방지하고 흰색을 더욱 희게 하는 효과를 가지고 있어 갈변되는 야채나 과일에 많이 사용하고 있다.

과자, 빵, 빙과류 등도 표백시키기 위해서는 일반적으로 환원제나 산화제를 사용하여 색소를 분해시킨다.

표백제에는 산화제와 환원제가 있는데, 변색의 원인이 산화인 경우는 과산화수소·아황산류(아황산무수물·아황산나트륨·하이포아황산나트륨)·아염소산류(하이포아염소산나트륨)와 같은 환원제를 사용한다.

원래 표백제는 식품의 영양소를 파괴하거나, 그 자체가 독소를 가지고 있는데 그것을 사용하게 되면 우리 몸에서도 영양소를 파괴하게 되므로 표백제를 첨가한 식품은 되도록 삼가는 것이 좋다.

- 아황산염

아황산염은 최근 도라지 등의 식품 표백제로 남용돼 문제가 됐다. 아황산염은 샐러드, 마른오징어 등 건어물, 건포도 등 건조과일과 채소, 토란, 연근의 갈변 방지와 세균의 발육 억제를 위해 사용하고 있다. 아황산염은 천식 환자, 아황산 알레르기를 갖고 있는 사람이 먹으면 치명적이다. 건강한 사람이라도 아황산염을 규정량 이상으로 섭취하면 부작용으로 두통, 복통을 비롯해 순환기 장애, 위점막 자극 등의 문제가 일어날 수 있어 주의가 필요하다.

- 과산화수소

색소를 산화시켜 탈색시키고자 할 때는 과산화수소와 같은 산화제의 사용이 허가되어 있는데, 이것은 물과 산소로 분해되며 발생기 산소를 내어 표백작용을 하는 것으로 완전히 분해되면 무해하지만 그렇지 않을 경우 유해하다. 이것은 표백과 살균작용을 함께하므로 생선묵이나 국수의 부패를 방지하기 위하여 과산화수소로 표면 처리하는 경우가 있다. 이렇게 처리한 식품은 조리할 때 뜨거운 물로 잘 씻고 충분히 가열하여 과산화수소가 완전히 분해되도록 해야 한다.

Q 식품을 표백제로부터 구하는 방법

- 갈변이 심하게 일어나는 야채의 경우에는 껍질을 벗겨서 파는 야채의 경우 지나치게 흰색을 띠는 것은 피하고 약간 색깔이 변한 것이라도 깨끗하게 손질된 것을 고르는 것이 안전하다.
- 표백된 껍질을 벗긴 야채를 샀을 경우에는 소금물에 담가두면 표백제가 삼투압 때문에 오히려 식품 안에 스며들어 건강에 좋지 않으므로 깨끗한 물에 담가두는 것이 좋다.
- 갈변이 심한 도라지나 토란 같은 야채들을 손질하여 요리에 사용하고 남은 것이 있다면 소금물에 담가 두면 소금물에서 염소이온이 나와서 폴리페놀 산화효소를 억제하여 갈변을 막아준다.
- 밤이나 사과 같은 갈변이 잘 일어나는 과일은 깨끗한 물에 담구고, 설탕을 타거나 레몬즙을 넣어 두면 소금물과 같이 설탕과 레몬즙에서도 염소이온이 나와서 폴리페놀 산화효소를 억제하여 갈변을 막아준다.

8. 화학적으로 단맛을 만드는 감미료

미각 중에서도 단맛은 특별하다. 동서양을 불문하고 달다는 말은 달콤한 얼굴, 달콤한 생활, 즐거운 가정 등 아름답다, 즐겁다, 훌륭하다, 귀엽다, 사랑스럽다 등의 애인 같은 표현으로 사용되고 있다. 이렇게 우리의 입맛에 단맛을 주는 것을 감미료라고 한다.

감미료는 우리에게 단맛을 느끼게 하는 조미료나 식품첨가물을 전부 포함하는 의미이다. 감미료는 크게 천연감미료와 인공감미료로 나누며, 주로 음식물을 가공하거나 조리할 때 첨가한다. 천연감미료로서 우리가 전통적으로 사용해오던 것으로는 엿과 꿀이 대표적이며, 이 밖에 감차(甘茶) · 감초(甘草) 등이 천연감미료로 사용되어 왔다.

천연감미료이면서도 인공적으로 만들어지는 감미료에는 설탕, 포도당, 과당, 젖당 등도 있다. 그러나 설탕으로 대표되는 전통적인 당질 감미료는 충치, 비만, 당뇨병 등의 부정적인 측면이 부각되면서 세계적으로 설탕을 대신하여 사용할 수 있는 기능성 대체 인공 감미료가 주목받고 있다. 인공감미료는 설탕에 비해서 250~500배 정도의 단맛을 가지고 있는 화학적 합성품으로서, 현재 국내에서 사용이 허가되는 것은 사카린, 소르비톨, 아스파탐, 수크랄로스 등이 있다.

천연 감미료는 오랜 역사 동안 사용되어 왔기 때문에 믿고 사용할 수 있지만 인공감미료에 대해서는 적은 양으로 천연 감미료를 대체할 수 있다는데서 사용량이 늘고 있지만 이에 대한 피해가 나타나면서 사용에 대한 제한을 하거나 금지하고 있는 추세이다. 이로 인해 둘신, 사이클라메이트, 사카린나트륨 등이 발암성과 독성이 문제되어 사용이 금지되었으나 그 동안 발암성으로 논란이 많았던 사카린은 최근 인체에 무해한 것으로 알려졌다. 그러나 우리나라에서는 금지되었지만 외국에서는 사용이 허가된 것들이 있어서 수입식품에 첨가되어 수입되어 논란을 일으키고 있는 경우도 있다.

아무리 사용이 허가되었다고 해도 그 피해에 대해서는 완벽하게 검증된 것이 아니므로 사용을 자제하는 것이 건강을 오랫동안 지키는데 도움이 될 것이다.

– 사카린

과거 설탕이 비싸시 사먹기 힘든 시절에 사카린을 많이 사용하였는데 지금은 그 사용이 제한되었다. 사카린이라는 이름은 라틴어와 희랍어의 설탕이라는 말에서 따온 것이다. 사카린은 설탕의 300배 이상의 단맛이 강한 물질로 소량으로도 엄청난 단맛을 내기 때문에 서민들에게 사랑을 받아 왔다. 그러나 사카린은 설탕과 달리 끝 맛이 쓰다는 단점을 가지고 있었다. 사카린이 실험용 쥐에서 방광암을 일으킨다는 연구결과가 발표됨에 따라 1977년에는 FDA가 사카린 사용을 제한하겠다는 발표를 하였다. 이후 여러 나라에서 사용을 금지하고 있지만, 현재에도 사카린은 당분이 없이도 단맛을 낼 수 있다는 이유로 사카린의 소비는 줄어들지 않고 있다. 우리나라에서도 1992년 사카린의 유해성 논란 때문에 절임류, 청량음료, 어육가공품, 특수영양식품 등 일부 식품에 한해 사용되고 있다. 또한 체중을 감량하려고 하는 사람들이나 당뇨병에 걸린 사람들이 당분을 줄이기 위해 찾고 있다.

　－ 아스파탐

　아스파탐은 백색의 결정성 분말로서 냄새가 없고 설탕보다 약 150·200배 정도 높은 단맛을 가지며 설탕맛과 비슷하고 뒷맛이 상쾌하여 인기가 높다. 아스파탐은 체내에서는 일반 단백질과 같이 분해, 소화·흡수되는 저칼로리(4㎉/g) 감미료이며 체내에 축적되지 않는다는 장점을 가지고 있다. 그래서 우리가 즐겨 먹는 껌, 분말 청량음료, 분말스프, 인스턴트 커피, 차, 아이스크림, 잼, 주류, 식탁용 감미료, 시리얼 등의 식품에 사용되고 있으며 산미와의 조화를 잘 이루므로 산성음료의 감미료로 이용된다. 그 외에 요구르트, 빙과나 초콜릿에도 그 사용이 확대되고 있다.

　아스파탐은 시판하는 과자나 음료에 들어 있기 때문에 알게 모르게 먹고는 있지만, 가정에서는 아직도 설탕이 더 많이 사용되고 있기 때문에 여전히 설탕을 대체하지는 못하고 있다. 이유는 아스파탐은 열을 가하면 파괴되어 단맛이 사라져버리기 때문에 요리에 활용이 어렵다는 이유나 암을 유발한다는 설 때문이기도 하다.

　그러나 아스파탐은 칼로리가 적은 것이 특징이고 체내에서 아미노산과 같이 소화·흡수되어 혈당치 상승과는 무관하므로 당뇨병 환자, 비만증 환자들에게 좋다.

- 소르비톨

소르비톨이라는 이름은 소르보오스에 유래하며, 장미과의 과실이나 어떤 종류의 홍조(紅藻)에 다량으로 함유되어 있다. 포도당을 탄소원으로 하여서 세균을 배양하여 생산된 발효생산물을 분리, 정제하여 얻어지는 물질이다. 소르비톨은 흡습성이 강하고 감미가 있으며, 물과 에탄올에 잘 녹는다. 감미도는 설탕의 약 50% 정도로 온화하나 상쾌한 감미가 있다.

설탕대용 감미료로 식품전반에 사용하며, 캐러멜, 스펀지케이크, 캔디, 양갱, 핫케이크, 크림, 가루반죽, 젤리, 비스킷, 빵 및 양과자 등에 보습효과 및 감칠맛을 준다. 청주, 식초, 청량음료에는 감칠맛을 부여하기 위해 첨가한다. 과일 통조림에 첨가하면 비타민C의 안정성이 우수하게 되며 맛, 향, 색도가 개선된다.

- 수크랄로스

수크랄로스는 설탕으로부터 만들어져서 설탕과 비슷한 구조를 갖고 있지만 설탕보다 많게는 2000배까지 더 달다. 산성과 고온에서 안정한 성질이 있어서 음료수, 빵, 껌, 커피믹스, 잼, 영양보조식품 등에 다양하게 이용되고 있다.

9. 식품첨가물을 줄이는 방법

우리나라의 식품위생법은 그 정의에서 식품첨가물로써 규제를 받는 물질의 범위를 명확하게 규정하고 있다. 그러므로 어떤 물질을 어떠한 형태로써 식품에 사용할 경우에 그 물질이 식품첨가물로 취급되느냐 그렇지 않느냐의 여부는 이 정의에 따라서 판단할 수 있다. 그러나 식품 첨가물에 대한 안전성이 검증된 것이 아니라 계속 식품첨가물의 문제성이 나타나고 있다는 데 문제가 있다. 따라서 식품첨가물이 유해하던, 유해하지 않던 간에 소비자들은 되도록 식품첨가물이 들어 있지 않은 식품을 선택하는 것이 좋고, 들어 있더라도 그것을 줄여서 먹는 것이 건강을 유지하는데 도움이 된다. 식품첨가물의 흡수를 줄이는 방법을 보면 다음과 같다.

– 인스턴트의 편리함을 버려라.

시간을 단축해주는 인스턴트 음식은 물만 붓거나 간단한 조리 방법으로 완성할 수 있다는 것이 장점이다. 그러나 그렇게 하기 위해서 얼마나 많은 식품첨가물이 들어갔는가를 예측할 수 있을 것이다. 인스턴트로서 사람의 입맛을 유인하기 위해서는 온갖 자극적인 조미료와 식품 첨가물을 넣지 않으면 안 될 것이다. 따라서 간단하게 해결되는 즉석식 품은 편리한 만큼 우리 몸에 해악을 끼친다는 생각으로 성분표시를 확인하여 식품첨가물이 들어 있지 않은 것을 고른다.

– 패스트푸드를 먹지 않는다.

최근 캐나다 캘거리 대학 연구팀은 패스트푸드 등의 고지방식이 각종 스트레스에 대한 민감도를 높이고 혈압을 올리고, 심박 수까지 빠르게 한다는 연구결과를 발표했다. 뿐만 아니라 패스트푸드 음식을 많이 먹을수록 비만이 증가하고, 비만아 가운데 고혈압, 지방간, 동맥경화, 당뇨, 심근경색 등 소아 성인병 증세를 보인다고 보고했다. 따라서 패스트푸드는 결국 먹지 않는 것이 좋다.

– 아이들에게 식품첨가물의 피해를 알려준다.

아이들은 자극성이 강하거나 간편하게 먹을 수 있는 패스트푸드나 인스턴트 음식을 원한다. 이러한 아이들에게 무작정 패스트푸드나 인스턴트 음식을 금하라고 하면 반찬 투정을 하게 되고, 부모와 대립하기 쉽다. 따라서 패스트푸드나 인스턴트 음식의 문제점과 식품첨가물의 피해에 대해 자세하게 알려준다. 또한 아이들이 다양한 먹거리의 유혹 속에서 스스로를 통제하는 방법을 알려준다.

– 장을 볼 때는 식품첨가물 리스트를 가지고 가라.

장을 볼 때 식품첨가물이 들어 있는 음식을 사지 않는 것이 중요하다. 따라서 식품첨가물 리스트를 가지고 가서 의심이 가는 식품은 성분표기를 보고 확인해서 유해한 식품첨가물이 들어 있으면 사지 않는 것이다.

식품첨가물 리스트가 없더라도 성분표기에 복잡한 화학성분이나 '합성', '화학', '나트륨'등의 단어가 들어 있으면 제외시킨다. 또한 아질산나트륨, 솔빈산칼륨, 타르, 안식향산나트륨, L-글루타민산나트륨(MSG, 인공조미료), 적색 2호, 적색 3호, 황색 4호, 황색 5호 등이 들어 가 있는 것도 제외한다.

– 끓는 물에 데쳐낸다.

햄, 소시지, 베이컨, 어묵, 유부는 끓는 물에 한번 데쳐 내거나 물에 담가두면 아질산나트륨, 산화방지제, 인공색소 등의 식품첨가물의 잔존량을 조금이라도 줄일 수 있다.

– 물에 헹군다.

두부, 콩, 옥수수 통조림은 찬물에 헹궈내어 내면 응고제, 소포제, 살균제 등의 잔존 량을 줄일 수 있다. 보관할 때는 밀폐용기에 물을 붓고 담가 냉장 보관한다.

– 라면은 한번 끓여 물을 버리고 다시 끓인다.

라면을 끓여 먹으려면 면을 끓인 물을 한번 버리고 끓는 물을 다시 부어 익혀서 먹는다. 컵라면은 물을 붓고 1분 정도 지난 후 우러난 물을 버리고 다시 끓는 물을 부어 먹는다.

구분	종류
냉장식품류	방부제 : 솔빈산, 솔빈산칼륨, 데히드로초산, 데히드로나트륨
냉동식품류	산화방지제 : 에르솔빈산, 에르솔빈산나트륨
육가공 식품류	발색제, 방부제, 아질산나트륨합성감미료 : L-글루타민산나트륨
음료과자류	방부제 : 안식향산. 안식향산나트륨산미료 : 구연산, 주석산, 젖산, 아다핀산, 푸마르산나트륨인공감미료 : 아스파탐, 사카린기타 유화제
각종 소스류	합성감미료 산류산화방지제 EDTA나트륨, EDTA2 칼슘, 신톨루엔
인스턴트식품즉석 식품류	방부제 : 데히드로초산, 솔빈산칼륨, pH산도조절제합성감미료 : 아스팜탄
아이스크림빙과류	유화제, 안정제, 증점제, 타르색소,황색 4호, 황색 5호, 적색 2호, 적색 3호, 정제당, 합성감미료, 액상과당, 합성착향료

– 출처 : 이선영(2007). 대한민국 초등학생이 위험하다. 서울 : 노브 –

06

1. 물 갈아 먹으면 배탈 난다.

　　음식재료 중에서 흔하고 평범한 것들은 오랜 생명력과 오랜 역사를 가지고 애용되고 있다. 그러나 특이한 음식재료들은 반짝하고 사라지는 경우가 많다. 예를 들면 햇빛, 공기, 물, 흙, 식물, 미생물, 곤충들처럼 흔하고 평범한 것들은 생명을 지탱해 주는 가치가 있고 귀중하고 신비한 것들이다. 마늘이나 쑥은 기원전의 단군신화에서부터 등장하여 현재까지도 그 효능이나 가치를 인정받고 있다.

　　반면에 갑자기 나타나 몸에 좋다고 하는 것들은 한번 떠들썩하다 금방 사라지거나 건강에 치명적인 경우도 많다. 그럼에도 불구하고 사람들은 몸에 좋은 새로운 음식이 나왔다고 하면 건강에 좋은지 나쁜지에 대한 검증도 하지 않고 도전하는 경우가 많다. 몸에 좋다는 음식이라면 뱀, 개구리, 지네, 곰 등 수단과 방법을 가리지 않고 먹는 한국인의 보신 행각은 이미 세계적으로도 유명하다. 보신 음식을 먹으면 정력이 세질 거라고 생각하는 것은 과학적 근거가 전혀 없다. 심지어 뱀이나 개구리, 지네에게서 자주 발견되는 기생충인 고충은 눈, 뇌, 심장, 척수 등 사람의 신체조직을 뚫고 들어가 장 천공, 복막염, 척수신경 마비 등을 일으키는 무서운 기생충이기도 하다. 또한 다른 특수한 것일수록 불결하게 유통되다 보니 몸에 어떤 결과를 줄지 아무도 모른다.

우리 옛말에 "물을 갈아 마시면 배탈이 난다"라는 말이 있다. 이 말의 뜻은 여행을 가서 먹던 물을 먹지 않고 그 지역의 물을 바꾸어서 먹게 되면 배탈이 난다는 것을 의미한다. 물 속에는 미량의 중금속, 미생물, 세균도 들어 있고 철분, 미네랄도 들어 있다. 그렇지만 오랫동안 물을 마셔 온 사람의 몸은 어느 정도 면역력이 생겨서 웬만한 것은 다 받아들이고 걸러낼 수 있다. 그러나 물을 바꾸어 먹게 되면 물속에 있는 미량의 중금속, 미생물, 세균의 수가 먹던 물과 다르게 되어 배탈이 난다는 것을 의미한다.

이러한 현상은 비단 물의 경우만이 아니라 음식에서도 충분히 볼 수 있다. 음식도 먹어보지 않은 것을 먹게 되면 탈이 나는 경우가 많다. 그래서 음식이 풍성한 잔칫집에 갔다 오면 배탈이 나는 것도 평소에는 먹지 않던 음식을 먹었기 때문이다.

우리 주변에서도 새로운 음식이 나오면 꼭 먹어보겠다고 해서 오기로 먹다 보니 배탈이 나기도 한다. 결국 매일 먹는 음식도 물처럼 면역력이나 안정성이 높지만, 새롭게 도전하는 음식들은 갑자기 몸 안으로 들어옴에 따라 우리의 몸은 어떻게 소화할지 몰라 스트레스가 생기기 때문에 탈이 난다.

따라서 진정으로 건강을 위한다면 안전이 검증되지 않은 새로운 음식에 도전하기 보다는 흔하고 평범한 음식을 즐겁게 먹는 것이 가장 좋은 방법이다.

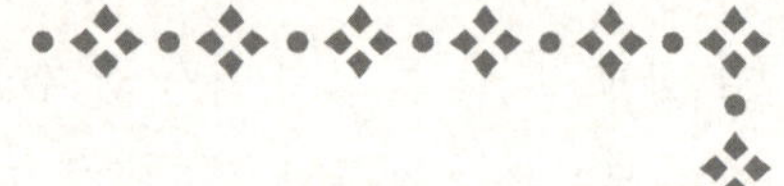

산에서 자연스럽게 자란 산삼은 인간이 씨를 뿌려 재배한 인삼보다 훨씬 효능이 높은 것으로 인식되어 있고 가격도 비싸다. 우리 주변에서 자연산이라고 붙어 있는 식품은 붙어 있지 않은 식품에 비하여 거의 배는 비싸다. 자연산이 비싼 이유는'희소성'에 근거한다. 희소한 것은 숫자가 적기 때문에 비싸다. 현대사회에서 자연산이 희귀한 것은 분명한 사실이다. 지금 자연산이 귀한 이유는 절대적으로 양이 적어졌기 때문이 아니라, 인구가 늘어났고 농업이 발달해서 먹을 것이 풍부해졌기 때문이다.

인류의 역사가 시작될 때에는 농경, 목축을 하기 전에는 곡식이나 채소는 물론 소, 말, 돼지, 바다, 고기 같은 동물이 다 자연산이었다. 그러나 사람들이 정착해 살면서 부족한 먹거리를 쉽게 얻기 위하여 농경, 목축을 시작하였다. 이제 우리가 섭취하는 음식들 대부분은 자연적으로 저절로 생겨난 식품도 아니고, 자연 상태에서 저절로 자라나는 것도 아니다. 인구가 점점 증가하면서 생산력을 높이기 위하여 거의 대부분이 오랜 세월 동안 인위적인 교배를 거쳐서 품종이 개량된 것들이고, 농약과 비료의 사용은 물론이고 온실이나 특이한 환경에서 재배하고 사육하고 있다. 자연산이 줄어든 것은 안타까운 일이기는 하지만 늘어나는 인구를 위한 풍부한 식량을 얻었고, 영양상태가 좋아져서 건강 수준이 전반적으로 향상되었다.

그런데 문제는 식물을 경작하거나 동물을 양육하는 것이 자연산보다 건강에 좋지 않다고 생각하는 경향이 많다. 그래서 순수한 자연산이 사람의 손을 거친 것보다 더 좋다는 생각이 널리 퍼져 있다. 물론 자연산이 건강 이외의 측면인 맛, 냄새, 색깔, 모양 등에서 좋다는 의미도 있겠지만, 대부분 건강에 좋다는 생각을 하기 때문에 사람들은 자연산을 선호하고 있다.

그러나 자연산이 좋다는 것은 자연산이 희소하기 때문이라는 가치가 높은 경제적인 관점이지, 건강의 관점이 아니라는 것이다. 엄밀하게 말하면 희소한 것과 건강에 좋은 것은 직접적인 관련이 없다. 어찌 보면 자연산을 먹고 싶은 심리는 자연산은 돈 많은 상류층만이 먹을 수 있기 때문에 건강에 도움이 되어서라기보다는 경제적으로 남들과 차별받고 싶고 자랑하고 싶은 마음에서일 수도 있다. 실제로 희소하다고 해서 몸에 꼭 좋은 것은 아닐 수 있다. 꼭 10만 원짜리 자연산 광어가 만 원짜리 광어보다 건강에 더 좋을까? 한우가 수입육보다 건강에 더 좋을까? 그렇다면 과연 자연산은 건강에 얼마나 좋은 것인가?

현재 자연산 활어는 자원고갈과 오염 때문에 많이 잡히지 않는다. 시중에 유통되는 활어의 95%가 양식이고 나머지 5% 정도가 자연산으로 보면 된다. 양식도 국내산이 60%, 수입 산이 35% 정도이나 점차 수입산 비중이 높아지고 있다. 그만큼 자연산은 희귀하기 때문에 횟집에서 자연산은 양식의 3~4배 정도 값이 비싸다. 그럼에도 불구하고 생선회를 먹을 때 비싸더라도 자연산만을 고집하는 사람들이 있다. 그러다 보니 자연산 생선회는 수요만큼 공급할 수 없는 게 현 실정이다. 한우만 파는 식당이라고 간판을 걸고 비육우나 수입육을 판매하는 것처럼 자연산 전문횟집이라는 간판이 달린 곳도 사실은 양식한 생선을 쓰는 곳도 있다.

원래 자연산은 활동 범위가 넓고 운동량이 많기 때문에 폐쇄된 수조에서 고밀도로 양식되는 양식 산보다 약 10% 정도 육질이 더 단단하다고 한다. 그러나 자연산 생선회가 본래 갖고 있는 육질의 쫄깃쫄깃함과 깊은 맛을 간직하기 위해서는 주위 환경이 최적한 상태로 유지돼야 하는데 이미 그물에 걸려 잡힐 때 그물을 벗어나기 위해 몸부림을 치거나 차로 이동하거나 수조에 갇히면서 체내 에너지가 소모되고, 스트레스로 육질의 단단함이 떨어져 있다고 한다. 또한 자연산과 양식의 차이를 알 수 있는 사람은 10명 중에 1명 이하라는 실험 결과가 있다. 따라서 실제로 맛의 차이를 느끼지 못하면서 자연산만을 찾는 소비자들에겐 바가지요금이 따라다닐 수밖에 없을 것이다. 자연산을 찾는 것이 경제적인 희귀성 때문인지 건강을 위해서인지를 스스로 반문해 볼 필요가 있다.

3. 과일은 다이어트식이다?

　사람들은 과일을 꼭 먹어야 하는 음식이라고 생각하기에 식당에서 식사가 끝나면 꼭 후식으로 내놓는 음식이기도 한다. 얼른 생각하기에 과일은 비타민, 미네랄, 당분 등이 풍부하게 들어 있는 자연 식품이기에 먹을수록 몸에 좋을 것으로 생각한다. 더욱이 과일은 피부미용에 좋으며 혈액을 알칼리성으로 만들어주기 때문에 건강식품이라고만 생각한다. 또한 사람들은 과일을 아무리 먹어도 살이 찌지 않을 것이라는 인식을 갖고 있다. 이처럼 과일에 대해서 우리의 생각은 매우 관용적이다. 그러나 과일은 우리가 알고 있는 것처럼 좋은 것만은 아니다.

　과일이 다이어트에 좋다는 생각도 잘못된 생각이다. 실제로 과일은 열량이 매우 높은 식품이라 다이어트와는 거리가 멀다. 과일의 칼로리를 살펴보면 중간 크기의 귤 한 개의 열량은 50$kcal$, 바나나 1개 80kcal, 사과 한 개의 열량은 100$kcal$이다. 귤을 앉은 자리에서 5~6개 먹으면 밥 한 공기와 같은 열량을 섭취한 것과 같다는 사실은 모르고 있다.

　과일은 당분 중에서도 과당이 많아서 중성지방으로 전환되기 쉽다.

따라서 당도가 높은 과일일수록 많이 먹으면 당분이 중성지방으로 전환되어 결국 비만의 원인도 된다. 그리고 어린이들도 먹고 싶은 대로 과일을 너무 많이 먹으면 배탈 나는 것은 말할 나위도 없고 식욕이 감퇴되기까지 한다.

　과당은 당뇨병에 괜찮다고 당뇨병 환자에게 과일을 많이 먹이기도 한다. 과당이 혈당치를 올리지 않기 때문에 당뇨병 환자에게 수액을 할 때에는 포도당 대신 과당을 사용하기도 한다. 그러나 과당도 지나치게 섭취하면 당뇨병을 악화시킨다. 더군다나 건포도나 곶감같이 과일을 말리면 당분의 함량이 훨씬 많아진다. 생과일에는 수분이 그만큼 많기 때문이다. 포도는 생것의 당분 함량이 14.9%이던 것이 건포도가 되면 83.4%로 되며, 연시는 12.4%인데 곶감에는 당분이 68.9%가 들어 있다.

　과일 당분 함량은 아래의 표와 같다.

표-6-1 과일100g당 당분 함유량

종류	섭취량	종류	섭취량
딸기	26kcal	수박	31kcal
참외	31kcal	사과(부사)	57kcal
사과(아오리)	44kca	사과(홍옥)	46kcal
단감	44kcal	귤	68kcal
오렌지	43kcal	자몽	30kcal
바나나	80kcal	배	39kcal
복숭아(백도)	34kcal	복숭아(천도)	38kcal
복숭아(황도)	26kcal	자두	34kcal
키위	54kcal	토마토	14kcal
방울토마토	16kcal	파인애플(생것)	23kcal
파인애플(통조림)	62kcal	포도(거봉)	56kcal
포도(청포도)	47kcal		

과일에는 비타민 C가 많다고 생각하지만 의외로 딸기, 귤, 감 등을 제외하고는 많이 함유되어 있지 않다. 그러므로 체중을 조절하고 피부 미용을 좋게 한다고 과일 위주의 다이어트를 하거나, 채소 대신 과일을 먹으면 되지 않느냐는 생각은 옳지 않다.

하루 종일 과일주스만 마시기 때문에 체중이 증가하지 않을 것이라는 생각도 맞지 않다. 요컨대 과일도 육식도 빵도 좋지만 모든 음식을 편식하지 말고 골고루 균형 잡힌 식사를 하는 것이 건강의 비결이라고 하겠다. 몸에 좋다고 무턱대고 과일만 먹으면 안 된다는 것을 명심해야 할 것이다.

4. 생으로 먹는 것이 좋을까?

불의 사용으로 인류의 생활과 기술은 급격히 향상될 수 있었다. 불을 사용하게 되면서 불을 통해 음식물을 익혀 먹음으로써 인류는 역사상 최초로 다양한 음식의 맛을 즐기기 시작했고 기생충에 감염될 확률을 줄임으로써 보다 건강한 삶을 영위할 수 있게 되었다. 더 나아가 음식물을 조리하는 과정에서 인류는 가공법을 익히게 되었고 이것은 이후 조리 방법을 발전시키는 원천이 되었다.

음식을 익히는 조리 방법은 독성이 있는 식물을 순하게도 하고 풍미도 향상시켜 주었다. 반면에 조리 방법이 발달하면서 잃어버린 것도 있다. 그것은 바로 음식재료가 가지고 있는 영양분이다. 영양분들은 대부분 조리를 하면 할수록 비타민류와 칼슘 등의 무기질이 파괴되고 손상된다. 또한 치석, 결석 등이 생기게 되는 원인이 된다.

특히 마늘 같은 경우는 가열하면 할수록 암에 좋은 알리신 성분이 날아간다는 것이다. 따라서 조리는 많이 하지 않는 것이 좋다. 실제로 조리를 하지 않는 음식이 더 비싸거나 귀한 음식으로 대접을 받고 있다.

세계 최고의 장수국가인 일본에서는 장수비결로 사시미를 즐겨먹는다고 한다. 사시미는 일본요리의 대명사로 신선한 어패류를 날로 먹음으로써 특유의 풍미와 맛을 느낄 수 있는 요리이다. 일본에서는 전통적으로 식품은 가능한 자연 그대로의 것을 최고라고 생각했다. 그리하여 다른 무엇보다도 신선도를 가장 중요하게 여겼다. 사시미는 자연본래의 것을 최대로 이용한 일본의 대표적인 요리이다.

사시미와 함께 일본을 대표하는 음식은 초밥인데 초밥은 생선과 밥에 식초, 소금, 설탕으로 맛있게 조미한 대중적인 일본음식이다. 초밥도 생선이나 조개류와 계란·야채 등의 날것이나 조리한 것을 섞어서 밥 속에 넣거나 얹어서 만든 것이다.

우리나라에서는 쇠고기를 생으로 먹는 육회를 고급 요리로 치고 있다. 육회는 기름기 없는 소의 우둔살을 얇게 저민 다음 결을 끊어서 가늘게 채 썰어 간장에 파·마늘 다진 것에 깨소금·참기름·설탕·후춧가루를 섞어서 양념장을 만들어 고루 무친 것을 말한다. 육회는 배를 채로 썰어 접시에 깔고 무친 고기를 보기 좋게 담고 마늘을 돌려 담아 잣가루를 고기 위에 뿌린 것이다.

서양에서는 여러 가지 야채를 생으로 먹는 샐러드가 발달되어 있다. 샐러드는 육류를 많이 먹는 서양 사람들이 생 채소에 소금을 뿌려 먹는 습관이 있었던 데서 생긴 것이다. 샐러드의 재료로는 약초에 해당하는 마늘·파슬리·셀러리·물냉이와 같은 것을 사용하여 산성식품인 육류요리에 알칼리성 생 채소를 곁들여 먹음으로써 입맛이 개운해서 좋고 영양상 균형이 잡히며 흡수에 효과적이어서, 산성식품에 대한 필수식품으로 널리 애용된다. 우리나라도 채소를 이용해 나물과 생채, 쌈 등으로 즐겨 먹었는데 이는 주로 에너지원의 역할을 하는 곡물과 어울려 비타민과 무기질의 중요한 공급원이었다. 제철에 나는 채소 외에도 말려두었다가 겨울이나 새싹이 돋지 않는 이른 봄에 불려 씀으로써 나물은 연중 어느 때나 밥상에 오를 수 있는 음식으로 사용했다.

그러나 생으로 먹는다고 다 좋은 것은 아니다. 채소 중에는 비타민과 미네랄이 많은데 생으로 먹는 것보다는 데치거나 발효를 시켜서 먹으면 채소의 세포벽이 허물어져 그 속에 있는 비타민과 미네랄을 흡수하기가 훨씬 더 쉬워지는 경우도 있다. 또 데쳐서 먹는 나물은 서양식 샐러드보다 부피가 작아 훨씬 더 많은 양을 섭취할 수 있다는 장점도 있다.

데치는 것보다 한 단계 발전한 것이 물을 끓여 익히거나 찌는 방법이다. 우리가 먹는 대부분의 요리가 물을 끓여 익히거나 찌는 방법으로 만들어진 것이다. 그러나 열을 가한 만큼 비타민이나 각종 영양분들 중에서 열에 약한 것들은 파괴되고 만다. 그래도 물에 끓이거나 찌는 방법 외에 볶고 굽고 기름에 지지고 튀기는 방법들에 비하면 그래도 나은 편이다.

물은 끓이면 아무리 온도가 높다고 해도 증발될 뿐 타지는 않는다. 그러나 기름은 가열하면 태우는 것으로 성질이 변질된다. 식물성, 동물성 기름을 막론하고 기름을 가열하는 것은 지방을 태우는 것과 같은 이치인데 이는 지방에 고온이 가해지면 급속도로 지방 분자에 산소가 달라붙어 산화가 일어나 과산화지질이 되어 건강에 매우 해롭다. 이 과산화지질이 세포를 손상시키기 때문에 암의 원인으로 지적되고 있다.

따라서 기름에 튀긴 반찬, 기름으로 지지는 부침개, 튀긴 라면, 과자 등은 건강에 해롭다. 물론 기름을 이용한 조리 방법에도 비타민 C, A, E가 많은 요리재료는 영양소가 방어를 해주기 때문에 건강이 유지되지만 지나치면 방어 한계를 벗어나 과산화지질이 되어 건강에 해롭다.

특히 깨를 기름을 짜기 위해서는 먼저 깨를 볶고 압착해서 기름을 짠다. 그러나 깨를 볶는 정도가 아니라, 어떤 것은 태운는데 약간 태워야 고소한 맛이 나기 때문이다. 결국 몸에 이로운 참기름이나 들기름도 너무 태우게 되면 몸에 해롭게 되는 것이다.

이상에서 보았듯이 튀기는 요리는 건강에 도움이 되지 않는다. 따라서 건강하게 오래 살고 싶다면 튀기는 요리는 자제하고 자연스러운 상태로 먹는 것이 좋다.

5. 포화지방산과 불포화지방산 어느 것이 좋을까?

우리가 에스키모라고 부르는 이누잇(Innuit)은 그린란드나 알래스카, 시베리아 등 북극해 연안에서 어로와 수렵 활동을 하며 사는 인종이다. 에스키모는 '날고기를 먹는 잔인한 사람들'이란 뜻이고 이뉴잇은 '눈을 아는 지혜로운 사람'이란 뜻이다. 처음 교류를 시작한 캐나다 인디언들은 그들을 에스키모라고 불렀으나 지금은 이누잇이라고 부른다. 이들은 에스키모란 명칭대로 차가운 바다에 사는 고등어나 청어, 연어 같은 등 푸른 생선과 물개를 잡아서 날것으로 먹고 살았다. 그들이 생선과 물개를 잡아 날것으로 먹은 이유는 따로 있었다. 야채나 과일을 구경조차 할 수 없는 추운 지방에서 비타민을 섭취하기 위한 나름대로의 대안이었던 것이다.

30여 년 전 덴마크의 의학자 다이아베르크 박사는 이상한 현상을 하나를 발견했다. 그린란드의 에스키모들이 심장병이나 동맥경화 같은 심혈관 질환에 거의 걸리지 않는다는 사실이었다. 그에 비해 인근에 위치한 덴마크에서는 당시 심혈관 질환의 발병률이 매우 높았다. 야채나 과일을 입에도 대지 않고 생선이나 물개 등 지방이 많은 음식만 먹는 에스키모들이 오히려 심혈관 질환에 걸리지 않는 이유는 무엇일까?

이 같은 의문에 대해 많은 과학자들이 주목했는데, 특이한 현상이 또 하나 관찰되었다. 그린란드의 에스키모들이 덴마크로 이주해서 살면 역시 심혈관질환의 발병률이 높아진다는 사실이었다.

이는 심혈관 질환의 주된 원인이 유전적 요인에 있는 게 아니라 식습관에서 비롯된다는 사실을 증명한다. 에스키모들이 먹는 생선과 물개 속에 오메가-3라는 지방산이 풍부하게 함유되어 있었던 것이다. 결국 에스키모들이 추운지방에서 생존할 수 있는 에너지를 공급하고, 심장병이나 동맥경화 같은 심혈관 질환을 예방할 수 있었던 이유는 생선이나 물개 등이 가지고 있는 기름 성분 때문이었다.

이처럼 우리가 기름이라고 하는 지방은 농축된 에너지의 급원으로서 체내에 에너지를 효율적으로 저장해 두었다가, 에너지의 섭취가 중단 또는 제한되었을 경우 사용되는 비상식량과 같은 역할을 한다. 또한 오메가-3라는 지방산은 심장병이나 동맥경화 같은 심혈관 질환을 예방하고 치료하는데 도움을 준다.

일반적으로 지방하면 다 똑같은 것으로 생각되지만, 실질적으로 우리가 섭취하는 지방에는 3가지 형태가 있다. 포화지방산, 고도 불포화지방산, 단순 불포화지방산이 그것이다.

포화지방산은 분자 구조상에 '이중 결합이 없는 지방산'을 말하며 일반적으로 소, 돼지, 닭의 기름 성분을, 즉 동물성 기름을 포화지방산이라 한다. 포화지방산은 실온에 두면 굳어 버리는 성질을 갖고 있다.

불포화지방산은 분자 구조상에 '이중 결합을 갖고 있는 지방산'을 말하며 일반적으로 그 분자 구조에 의해 액체 상태로 존재하는데 생선에 들어있는 기름, 견과류에 들어있는 기름, 식물유가 대부분이 이에 속한다.

　불포화지방은 이중 결합이 하나인 단순불포화지방산(오메가-9)과 여러 개의 이중 결합이 있는 고도 불포화지방산으로 나뉜다. 고도 불포화지방산은 다시 이중 결합의 위치에 따라 오메가-3와 오메가-6 지방산으로 나누어진다. 해바라기유, 옥수수유, 면실유 등 쿠킹 오일에 주로 오메가-6 지방산이 많고, 오메가-3는 아마유나 유채유, 호두기름 등과 등 푸른 생선에 특히 풍부하게 들어 있다. 불포화지방산 중 단순불포화지방산은 다른 지방보다 우리 건강에 이로운 것으로 알려져 있다. 그러나 포화지방산과 일부 고도 불포화지방산은 심장질환을 유발하거나 혈관을 경화시키는 등의 질환을 야기한다.

표-6-2 불포화지방산과 포화지방산의 구분

구분	종류
불포화지방산	콩기름, 참기름, 들기름, 옥수수기름, 올리브유, 해바라기씨, 참깨, 콩류, 견과류, 고등어, 연어, 멸치, 정어리, 대구간유, 참치, 고등어, 꽁치, 삼치 등
포화지방산	쇠기름, 돼지기름, 닭껍질, 베이컨, 쇼트닝, 라아드, 버터, 코코넛유 등

　따라서 단순 불포화지방산은 많이 먹어야 하고, 포화지방산은 덜 먹어야 한다는 것이다. 그러나 우리가 잘못된 상식을 갖고 있는 것 중에 하나는 오리가 불포화지방산이기 때문에 성인병에 좋다고 생각하는 것이다. 그러나 실제로 오리기름은 불포화지방산이 70% 정도이며, 나머지는 포화지방산이 30% 정도라는 것이다. 따라서 우리가 생각하고 있는 것처럼 완전 불포화지방산은 아니라는 것이다. 또한 돼지고기에 들어있는 지방은 모두 포화지방산이라고 생각하고 있지만 의외로 돼지기름도 부위에 따라 불포화지방산을 포함하고 있는 부위도 있는 것이다. 불포화지방산은 많이 먹고,

포화지방산은 덜 먹을 수 있는 방법은 다음과 같다.

- 콩기름 대신에 올리브유나 케롤라 오일을 사용한다.
- 생선을 즐겨 먹는다.
- 고기를 먹는 경우에는 기름기가 없는 살코기 부위를 먹는다.
- 고기를 조리할 때는 보쌈과 같이 물에 삶아서 지방이 빠지도록 하는 것이 좋다.
- 단백질은 고기보다는 콩을 통해 섭취하는 것이 좋다.
- 소금으로 가미 된 아몬드와 같은 견과류는 피하는 것이 좋다.
- 땅콩은 구운 것보다 날 땅콩을 삶아서 먹는 것이 더 좋다.

불포화 지방산이 많이 들어있는 기름으로는 올리브유와 케롤라 오일이 있다. 콩기름을 이용하여 요리를 하면 더 고소한 맛이 나며, 요리하는 데도 편리하다. 그러나 들기름은 튀김 요리를 할 수 없고, 지지는 요리를 해도 콩기름처럼 깔끔한 요리가 되지 않지만 들기름에는 유용한 성분이 많이 들어가 있기 때문에 자주 사용하는 것이 좋다. 그리고 올리브유의 경우에도 고온에서 요리하는 데는 부적합하나 불포화지방산이 많이 포함되어 있기 때문에 가능하면 튀기는 요리나 샐러드 요리에 사용하는 것이 좋다. 그리고 버터를 사용하면 훨씬 더 고소한 맛이 난다.

그러나 불포화지방산을 이용하여 요리를 한 경우에는 빠른 시간 내에 섭취해야 한다. 불포화지방산의 경우 산소와 결합하면 트렌스 지방을 만드는데 이는 오히려 더 나쁜 영향을 주기 때문이다. 특히 길거리에서 파는 튀김 종류들은 눅눅해져 있는 경우가 많은데, 이것은 기름이 산화되었다는 증거이므로 주의할 필요가 있다.

6. 산성 음식과 알칼리 음식 어느 것이 좋을까?

육식을 하는 현대인은 체질이 산성으로 변했다는 이야기를 흔히 듣고 있다. 언젠가부터 모든 병이 체질이 산성화돼서 생기는 것처럼 알려져 있고, 이런 믿음으로 알칼리성 음식을 가려먹는 사람도 많이 생겼다.

왜 사람의 신체를 산성 체질, 알칼리 체질로 나누게 되었을까? 이 기원은 일본의 한 학자가 30년 전에 주장한 이론이었으나, 일본 내에서도 별로 각광받지 못하였다. 그런데 우리나라에서는 아직까지 그 이론에 의하여 pH다이어트나 산성 음식을 기피하고 있다.

우리 몸의 60%는 물이고 나머지의 대부분은 단백질이다. 따라서 몸은 체액이라 불리는 액체성분에 단백질이란 고형성분이 녹아 있는 것이라고 할 수 있다. 그런데 모든 단백질은 열과 산도에 의해 변성되기 쉬운 성질을 가지고 있으며, 열과 산도가 바뀌면 변성되면서 제 기능을 잃게 되기에 몸은 체액의 산도를 일정하게 유지하려는 장치를 갖고 있다. 그 장치가 바로 콩팥과 폐인데 몸에서 산이 많이 생산되거나 산을 많이 섭취하면 콩팥은 오줌을 통해서 산을 배출하고 폐는 이산화탄소를 배출하여 체액의 산도를 낮춘다.

이처럼 우리 몸은 콩팥과 폐를 통해서 항상 일정한 체액을 맞추고 있는데 보통 사람의 체액 pH(용액의 산성도를 가늠하는 척도)는 7.4이다. 사람의 체액을 화학적으로 보면 약알칼리라고도 이야기하겠지만, 거의 중성에 가까워 결국 사람의 체질은 중성이다.

문제는 우리 몸의 체액이 외부에서 공급되는 음식물에 의하여 산성도에 영향을 준다고 생각하는 사람들과 주지 않는다고 생각하는 사람이 있다.

음식물에 의하여 산성도에 영향을 주지 않는다고 생각하는 사람들은 산성의 대표적인 산성식품인 육류를 먹었다고 해서 체액의 산도가 높아지는 건 아니라고 주장한다. 만약 체액이 사람에 따라 산성도가 다르다면 환자의 혈액형에 따라 산성도가 맞는 적절한 피를 수혈해야 하는 것처럼 복잡한 일이 발생한다. 따라서 산성인가 알칼리성인가를 신경 쓸 일이 아니라 균형 잡힌 식사를 하는 것이 건강을 지키는 중요한 길이다.

그러나 음식물에 의하여 산성도에 영향을 준다고 생각하는 사람들은 현재 대부분의 현대인들은 산성 과잉으로 고통당하고 있다고 주장한다. 우리가 주로 먹는 음식들이 대부분 산성 식품일 뿐만 아니라 스트레스, 약물, 각종 질병, 심지어 사회적으로 강요되는 격렬한 운동 때문에도 몸에 산성 물질이 쌓여 가고 있다고 한다. 전문가들은 혈액의 산성화가 진행되면 정신적으로 불안정하거나 감정을 제어하기 어려운 공격적 성향이 나타날 수 있으며, 소화불량이나 위궤양, 위출혈 등을 동반할 수 있다고 한다. 또한 콜레스테롤 수치가 높아지고 혈액이 탁해지거나 잘 응고되기 때문에 혈액 순환이 안 된다. 이로 인해 고혈압 등과 같은 성인병 발병률이 높아지고 질병이나 바이러스 등 외부 환경에 대한 저항력도 현저히 떨어지게 된다고 한다. 반대로 알칼리성 식품도 다 좋은 것은 아니라고 한다. 지나치게 채식만 하고 육류를 섭취하지 않는다면 단백질과 철분, 칼슘 등이 부족해서 빈혈, 골다공증, 대사 장애 등이 초래될 수도 있기 때문이다. 따라서 산·알칼리 균형을 맞추는 식생활은 더 이상 덤이나 옵션이 아닌 필수이다.

표-6-3 산성식품과 알칼리성 식품의 비교

	산 성	알칼리성
콩류	강낭콩, 검은콩	대두, 흰 강낭콩, 콩가루, 두부, 완두콩
과일류	오렌지, 바나나, 파인애플, 복숭아, 수박, 사과, 베리류, 감, 포도, 딸기, 말린 과일, 절인 과일	라임, 레몬, 자몽, 코코넛, 버찌
곡류	백미, 흰 빵, 보리, 옥수수, 호밀, 밀가루	메밀가루
야채류	감자, 버섯	새싹, 민들레, 오이, 브로콜리, 파슬리, 시금치, 양배추, 피망, 상추
육류, 가금류, 생선	돼지고기, 쇠고기, 닭고기, 계란, 조개	
오일류	마가린, 버터, 옥수수유, 해바라기씨유, 포도씨유, 카놀라유	올리브유, 코코넛유, 아보카도유, 아마씨유, 달맞이꽃 종자유
조미료	카레, 케첩, 마요네즈, 머스터드, MSG, 맛소금	천일염, 고춧가루, 마늘, 생강, 허브
우유 및 유제품	치즈, 아이스크림, 요구르트	모유
음료	알코올, 증류주, 과일주스, 맥주, 차, 커피, 와인	알칼리 수, 증류수

음식물을 산성과 알칼리성 식품으로 구분하는 기준은 맛이 아니라 그 성분에 의해서 구분이 된다. 즉 식품을 연소시켜 발생하는 연소 가스 또는 재를 물에 녹였을 때 그 용액이 산성이나 알칼리성이냐에 따라 구

분한다. 따라서 칼륨, 칼슘 등이 많은 야채, 과일류는 대체로 알칼리성
이 강하고, 유황, 질소 등이 많은 육류 등은 아황산, 아질산 등이 많아서
강산성을 띠는 것이 일반적이나 그 구분이 힘든 경우도 많다. 따라서 산
성과 알칼리를 정확하게 구분해서 섭취하는 건 불가능할 수도 있다.

　하여간 우리 몸의 체액이 산성체질, 알칼리성 체질로 변화가 되건
안 되건 우리의 식단을 보면 산성식품을 많이 먹는 것을 알 수 있다. 산
성식품이 산성체질에 큰 영향을 준다고는 확신할 수 없지만 우리 몸의
콜레스테롤을 높이거나 자극을 주는 음식인 것만큼은 사실이다. 따라서
우리의 건강을 위해서 너무 산성 위주의 식사에서 벗어나 균형 잡힌 식
사를 하는 것이 건강을 지키는 가장 중요한 길이라고 할 수 있다.

7. 현미와 백미 어느 것이 좋을까?

서양은 밀가루와 고기가 주식이라면 쌀은 우리의 주식이다. 한국인의 밥상에 매일 오르고 있는 새하얀 쌀밥은 예전의 쌀과 비교되지 않을 정도로 부드럽고 윤기가 흐른다. 쌀의 구조를 보면 크게 쌀눈과 외강층, 쌀겨, 백미로 구성되어 있다. 벼의 왕겨만 한 번 벗긴 쌀을 현미라 하며 백미는 열 번 이상 벗긴 쌀로 정미소에서 일괄적으로 도정을 한다. 이때, 쌀의 영양분이 모두 사라지고 정작 백미에는 5% 정도의 영양분만이 남아 있다. 나머지는 쌀겨와 쌀눈으로 95%의 영양분이 포함되어 있으나 이는 모두 버려지고 있는 실정이다. 그래서 그런지 참새는 백미는 먹지 않고 현미만 먹는다.

영양 분포를 보면 쌀눈과 쌀겨 층에는 비타민과 미네랄이 풍부한데 이는 탄수화물을 소화시키는데 도움을 주는 효소역할을 한다. 백미는 주로 탄수화물로 구성되어 있으며 쌀의 전체 영양분 중에서 5%(지방, 단백질, 탄수화물)밖에 되지 못한다. 백미는 쌀이 배아하여 자랄 때 영양공급 역할을 담당한다.

우리가 흔히 먹는 보통의 밥은 배아와 쌀겨 층이 제거된 백미로 지은 것이다. 백미로만 식사를 하게 되면 섬유질 부족으로, 소장 벽에서의 흡수가 급속히 진행되어 그만큼 살이 찌기가 쉽고 당뇨나 성인병에 걸릴 확률이 높아진다. 섬유질은 그 자체가 영양분은 아니나 영양분의 흡수를 조절하고 변의 배설을 돕는 역할을 담당한다. 또한 백미는 소화효소가 부족하여 제대로 탄수화물을 소화시킬 수도 없게 된다. 결국 백미만 먹게 되면 식원병의 근원이 되기 쉽다.

백미로 인한 식원병을 줄이려면 백미로 인한 식사를 줄이고 현미를 많이 섭취하는 것이 좋다. 또한 백미 대신 밀, 보리, 감자, 옥수수 등으로 만든 음식을 먹는 것도 좋은 방법이다. 현미는 지금까지 소화가 잘 안되고 씹을 때 딱딱하고 텁텁하며 취사 시 시간이 많이 걸리는 등의 단점이 있어 외면되어 왔다.

현미 속에는 '옥타코사놀'이라는 성분이 있는데 이 '옥타코사놀'은 나쁜 콜레스테롤(LDL)을 25% 감소시키고 좋은 콜레스테롤(HDL)을 20% 상승시키는 작용을 하며, 사람이 운동할 때 힘을 주는 '글리코겐'의 축적량이 약 30% 증가되는 것으로 연구 결과가 나왔다. 또한 '옥타코사놀'은 수천 km를 이동하는 철새의 에너지원으로 밝혀져 주목받기도 하였다. 또한 현미는 백미에 비해 비타민 E는 4배나 많고 칼슘은 8배, 그 외에도 비타민 B와 인, 철분 등이 많이 들어 있다. 그 이외에도 현미에는 늘어놓기 어려울 정도로 영양분이 많다.

그러나 꼭 이러한 성분은 아니더라도 오늘날 온갖 공해와 스트레스 속에서 질병에 거의 무방비 상태로 놓여 지기 쉬운 현대인들에게는 몸의 자연치유력을 회복하고 강화해 주는 것이 좋다. 몸의 자연치유력을 회복하고 강화해 주는 방법은 죽어 있는 음식보다는 살아 있는 음식을 먹는 것이다. 결국 백미가 죽어 있는 음식이라면 현미, 통밀, 통보리, 콩, 기타 잡곡류와 같이 씨눈이 살아 있는 음식의 섭취가 절대적으로 필요하다는 것이다. 따라서 백미로 지은 밥만 먹는 것보다는 현미로 지은 밥이 좋으며, 보리밥이나 잡곡밥을 먹어야 한다. 보리밥이나 잡곡밥은 쌀밥보다 섬유소가 많아 당의 흡수를 지연시키고 공복감을 덜어 주는 역할을 하여 쌀밥을 먹는 것보다 혈당을 조절하는 데 더 도움이 된다. 그러나 보리밥, 잡곡밥이라고 해서 많이 먹어서는 안 되며 쌀밥과 동일한 양으로 먹는 것이 좋다.

8. 국은 꼭 필요한가?

　한국인의 식탁에 거의 빠지지 않고 오르는 것은 국과 찌개이다. 간단한 차림일 때는 국이나 찌개요리 중에서 1가지만을 놓는 경우가 있어도 국과 찌개가 모두 생략되는 경우는 거의 없다. 상고시대에는 국과 찌개가 갱(羹)이라는 하나의 이름으로 불렸다가 차차 음식이 다양하게 개발되면서 국과 찌개로 분화된 것으로 추정된다.

　밥이 주식인 우리 밥상에서 국물 요리인 국, 찌개, 탕은 중요한 자리를 차지한다. 밥과 잘 어우러져 씹고 삼키기 쉽게 하므로 다른 반찬은 없어도 국이나 찌개는 꼭 상에 올라야 식사를 할 수 있다는 이들도 많다.

　특히 소화 기능이 제대로 완성되지 못한 유아나 소화기능이 정상적이지 못한 환자들에게는 미음이나 죽을 먹이거나, 밥을 국물에 말아서 먹이는 이유가 속을 편하게 하고 소화에 도움이 되기 때문이라고 생각한다.

　미음과 죽의 차이를 보면 공통점으로는 쌀로 만든다는 것은 같지만 미음은 쌀을 갈아 끓여서 채에 걸러 낸 물과 같은 음식이고, 죽은 쌀에 여러 가지 식자재를 넣고 푹 끓여 채에 거르지 않고 그냥 내온 음식이다. 따라서 미음은 곡식을 잘게 부수어 죽보다 묽게 만든 것이므로 술술 잘 넘어 갈 뿐만 아니라 소화도 잘된다. 그래서 유아와 위 수술 환자에게는 처음에는 미음으로 시작하여 죽으로 바꾸고 마지막으로 국물에 밥을 말아 먹이게 된다.

그러나 미음이나 죽 위주로만 식사를 계속하게 되면 오히려 씹는 운동이 줄어들게 되어 치아 건강에도 좋지 않으며 식사 시간이 짧아지면서 과식의 원인이 될 수 있다. 또한 국이나 물에 밥을 말아 먹게 되면 술술 잘 넘어 가다 보니 밥알을 씹지 않고 통째로 먹게 된다. 정상적인 식사량보다 섭취하는 음식의 양이 많아지므로 위가 확장되며, 비만의 원인이 될 수도 있다. 뿐만 아니라 당장 밥을 목으로 넘기기는 쉬울지 몰라도 결국 소화를 방해하는 요인으로 작용한다. 음식물이 입안에 들어오면 입안에서 침과 음식물이 잘 섞이게 하고 음식물을 잘게 부수도록 하는 치아의 저작 작용과 침 속에는 소화 효소인 아밀라아제가 밥에 들어있는 녹말을 엿당으로 분해하는 작용이 있는데 물이나 국에 밥을 말아먹으면 음식물이 빠르게 식도로 넘어가서 씹는 작용이 생략되어 소화에 장애를 주게 된다는 것이다. 또한 위 속에 있는 소화액이 물에 희석되어 위에서의 소화능력도 방해를 받게 되어 소화불량이 생길 수 있다.

더 큰 문제는 진하고 얼큰한 맛을 내기 위해서 국에 다량의 염분과 지방을 넣어야 한다. 국에 들어 있는 다량의 염분과 지방은 마시게 되므로 인해서 보다 많이 섭취하게 되고 결국은 열량을 높이게 되어 고혈압, 비만, 당뇨 등 각종 성인병의 원인이 되고 있다.

따라서 치아를 건강하게 하고 소화를 잘되게 하고, 성인병을 줄이기 위해서는 우리의 식탁에서 국물 류를 줄여야 한다는 것을 알 수 있다. 우리나라에서 가장 많이 팔리는 약이 소화제이며 병원을 찾는 환자의 60%가 위장병 환자라는 사실을 생각해볼 필요가 있다.

9. 반찬은 많은 것이 좋은가?

우리나라만큼 반찬이 많은 나라도 없다. 우리나라는 밥과 국을 제외한 나머지는 전부 반찬이라고 해도 과언이 아니다. 이웃 일본의 음식 문화를 보면 반찬이라고 한다면 기껏해야 단무지 몇 개밖에 없다. 중국의 음식문화를 보아도 춘장에 기껏해야 장아찌와 양파가 전부이다. 양식의 경우에도 대부분 요리일 뿐 반찬은 거의 없다.

그렇다면 반찬과 요리의 차이는 무엇일까? 요리는 음식 자체만을 가지고 맨입으로 먹을 수 있는 것을 말하며, 반찬은 음식 자체만으로는 너무 짜서 다른 요리와 같이 먹어야 하는 것을 말한다.

문제는 밑반찬은 너무 짜기 때문에 위암의 원인이 된다는 것이다. 우리는 반찬이 없으면 밥을 못 먹을 정도로 반찬에 의존하고 있다. 이러한 식습관이 우리를 병들게 하고 있다. 따라서 식사를 할 때 되도록 반찬의 가지 수를 줄여야 하며, 반찬을 먹지 않는 것이 위장병이나 위암에 걸리지 않는 가장 좋은 방법이다.

혹자는 "몇 십 년을 반찬과 함께 밥을 먹었는데 어떻게 반찬을 줄이냐?"

고 항변할 것이다. 습관적이기 때문에 반찬을 줄이는데 어려움이 많다면 노르웨이의 예를 들고 싶다. 노르웨이는 현재 세계 최장수국의 하나지만 불과 몇 년 전까지만 해도 위암에 의한 사망률이 높아서 평균수명이 형편없었던 나라였다. 그런데 그렇다면 어떻게 위암 발생률을 줄이고 현재의 장수국가가 된 것일까?

노르웨이는, 과거에도 그렇지만 현재 세계적인 해산물 생산 국가이며 그에 따라 사람들이 해산물을 즐겨 먹고 있다. 과거에는 냉동 여건이 여의치 않았기 때문에 먼 바다에서 잡은 생선을 오래 보관하기 위해서는 해산물을 소금에 절여 염장어로 만들어 먹었다. 문제는 사람들이 조기에 사망하는 비율이 높아진 것이다. 그러나 점차 전기냉동업이 발달되면서 해산물을 냉동할 수 있어서 장기 보관이 가능해지게 되었다. 따라서 염장어의 소비량이 줄어들게 되었는데 이에 따라 사람들의 평균수명도 높아졌다는 것이다. 결국 소금을 많이 섭취할수록 수명은 반비례한다는 사실을 알게 되었다. 또한 소금 섭취량이 적을수록 고혈압과 동맥경화증 예방에 좋다는 것은 이젠 누구나 다 아는 상식이 되었다.

그런데 문제는 우리나라도 노르웨이 못지않게 소금의 섭취량이 너무 많다는 것이다. 실제로 우리나라 사람의 하루 평균 염분 섭취량이 30g이고, 일본은 20g으로 우리나라가 10g이나 많은 실정이다. 그렇다면 왜 우리나라의 소금 섭취량은 그렇게 많은가? 우리의 입맛이 짠 음식을 좋아하기 때문이라기보다도 우리나라에서는 국물이 많은 탕류 음식이 많고, 김치, 깍두기 등의 짜고 매운 반찬들을 너무 많이 먹기 때문이다. 따라서 밥 문화에서 이어온 짜고 맵고 자극적인 김치, 된장, 장아찌 등의 반찬들은 지금보다 훨씬 싱겁게 만들어 먹어야 한다. 더욱 좋은 방법은 짜고 매운 반찬을 되도록 적게 먹고 한 가지 음식으로 반찬을 적게 곁들여 먹는 식사 습관을 들여야 한다.

07

한번쯤 생각하고
먹어야하는먹거리

1. 달콤한 유혹의 원천 설탕

　설탕만큼 우리의 입맛을 달콤하게 해주는 것이 없다. 단맛은 전 세계 어느 민족이나 긍정적으로 받아들이는 맛이며, 태어나면서부터 좋아하는 '원초적 본능'이기 때문이다.

　설탕은 원래 인도를 중심으로 한 지역에서 사탕수수(Sugar Cane)가 자연 그대로 성장했고 이것을 캔지즈 강과 인더스 강 유역의 인도 주민들이 줄기째 씹어 먹었었는데, 사탕수수의 줄기에서 방울로 떨어지는 액체가 태양열을 받아 점차 단단하게 굳어진 것에 힌트를 얻어 만들어진 것이 바로 설탕이다. 설탕은 인도에서 만들어져 중국, 태국, 인도네시아 등지로 전파되었고, 아라비아(사라센제국의 중심지)를 거쳐 유럽으로 보급되었다. 십자군은 사라센의 설탕 맛을 보고 반해 사탕수수 발효액과 설탕 사탕을 찾아내 유럽에 전파하였다.

　설탕에 대해서 끌리는 이유는 설탕이 몸에 들어왔을 때 뇌가 신경전달 물질 중 하나를 분비시켜서 중독성이 강해지기 때문이다. 실제로 이 설탕은 통증을 가라앉히는 신경전달물질인 세로토닌을 증가시키기 때문에 진정효과가 있다. 그리고 월경 전 증후군이나 우울증에 빠져 있을 때 설탕에 더 큰 유혹을 느끼게 된다. 언제나 그렇듯이 좋은 약은 입에 쓰고, 맛있는 것에는 항상 그 대가가 따르기 마련이다. 그래서인지 사람들은 설탕이 영혼과 육체를 타락시킨다고 생각한 적도 있었다. 그래서 설탕을 부드러운 마약이라고도 부르기도 한다.

뉴욕포스트 기자로 활약했던 윌리엄 더프티는 그의 저서 「슈거 블루스」에서 설탕을 니코틴이나 헤로인 이상의 중독성을 가진 '우리 세대 제1의 살인물질'로 고발하였다. 그의 저서에 의하면 정제 설탕은 몸에 치명적이라고 한다. 설탕에는 영양소가 없고 칼로리만 있기 때문이다. 게다가 설탕은 없느니만 못하다고까지 주장하였다. 왜냐하면 설탕을 소화하고 독소를 해독하고 체외로 배출시키려면 몸속의 귀중한 비타민과 미네랄을 사용해야 하기 때문이라는 것이다. 그래서 실제로 설탕을 먹지 않게 되면 마약 중단 때처럼 엄청난 편두통과 메스꺼운 금단현상을 겪지만 건강이 나아졌다고 하는 사람들이 많다고 한다.

현대인들이 순수한 당인 설탕을 과도하게 섭취하기 쉬운 환경에 놓여 있으며, 이렇게 과도하게 섭취된 실탕은 비타민 B_1과 칼슘 부족을 일으킨다는 데 문제가 있다. 과한 설탕 섭취는 혈액 내 백혈구 기능을 저하시켜 면역력을 떨어뜨린다. 설탕은 술과 마찬가지로 위에서 직접 흡수되기 때문에 순간적으로 혈당을 급격히 올려놓아 췌장을 자극하고 인슐린 분비에 혼란을 일으킨다. 그에 대한 반작용으로 피로나 공복을 느끼고 짜증을 부리게 된다.

또한 설탕은 순간적인 피로 회복에는 도움이 되지만 궁극적으로는 인슐린 분비 장애를 일으켜 저혈당증을 초래하고, 나중에는 도리어 만성 피로로 무기력하게 만든다. 따라서 공부하는 아이들의 학습효과를 높이려면 너무 단 것을 먹이지 않는 것이 좋다.

그러나 설탕의 피해 중에 가장 큰 것이 바로 몸무게가 설탕을 많이 먹으면 살을 찌게 한다는 것이다. 살이 찌도록 만드는 것은 음식이 아니라 전체적인 에너지양이다. 설탕을 통해서 흡수된 당분이 사용되지 않으면 간에 저장되게 되는데 그 저장량이 계속 축적되면 잉여분이 지방으로 변하기 때문에 비만의 원인이 된다.

따라서 당은 분명히 신체에 없어서는 안 될 필요한 영양소이긴 하지만 굳이 설탕으로만 섭취해야 하는 것은 아니다. 현대인들은 굳이 설탕을 먹지 않아도 다양한 식품을 통해 탄수화물의 형태로 섭취하고 있기 때문에 충분하다.

단맛을 내는 당은 모두 같은 것이 아니라 어떤 당의 형태로 존재하느냐에 따라 단맛의 정도가 다르다. 단맛이 가장 높은 것은 과당으로서 당도가 173.3이며, 설탕(100), 포도당(74.3), 맥아당(32.5), 유당(16) 순으로 당도가 높다.

1) 당 중에서 가장 단맛을 내는 과당

'과일 설탕'이라고 알려져 있는 과당은 포도당과 함께 식물계에 멀리 분포되어 있는 당분으로 당분 중에서 가장 단맛을 낸다. 과당은 이름만 보면 자연산인 것 같지만 이것은 과일에서 추출되는 것이 아니고 대부분 옥수수를 고도로 정제해서 만든 물질이다. 우리가 먹는 음식 중에서 특히 과당이 많이 들어 있는 것은 꿀과 설탕이다. 꿀에는 포도당과 과당이 반반 존재하는데 포도당은 결정체로, 과당은 액체로 존재한다. 설탕은 소화 과정에서 동일한 양의 포도당과 과당으로 나뉘게 된다.

과당은 일반적인 설탕에 비하여 단맛이 강할 뿐이지 영양학적으로 차이가 없기 때문에 섭취를 해도 별반 차이가 없다. 과당은 과일을 통해 섭취하는 것이 안정적인데 이는 과일 안에는 섬유소가 가득 분포되어 있어서 소화가 천천히 되기 때문에 많은 양의 과당이 몸속으로 급속히 퍼지는 것을 막아준다.

2) 멀리하기에는 너무 가까운 설탕

설탕은 사탕수수나 사탕무우에서 추출한 것으로 당 이외의 영양소를 함유하고 있지 않다. 한때 '설탕이 화학적 공정을 거쳐서 하얗게 표백을 하기 때문에 몸에 유해하다'며 황설탕이나 흑설탕을 먹기도 했지만 이 역시 큰 차이는 없다.

현대인의 비만 원인을 지방이라고 하지만 실질적으로는 가공식품에 들어 있는 설탕 섭취량이 크게 늘어났기 때문이라고 할 수 있다. 그렇다고 설탕은 우리 식생활에서 멀리할 수가 없다. 설탕을 먹지 않는다고 비만을 해결할 수가 없다. 이유는 설탕은 적은 양으로도 높은 칼로리를 내는데, 섭취한 설탕의 대부분이 간에서 지방으로 전환되어 몸에 축적이 되고 비만을 일으키기 때문이다.

건강을 위해 권고하는 설탕의 하루 섭취량은 30g이하로 각설탕 10개 정도 분량이 가장 좋지만 우리가 먹는 음식에는 이보다 많은 양의 설탕이 포함되어 있다. 과자와 청량음료 등의 가공식품은 맛을 위해 설탕을 지나치게 많이 사용해 영양소가 다양하지 못하면서 적은 양으로 높은 칼로리를 내는 게 대부분이다. 이 식품들은 혈당을 빠르게 높이고 공복감을 줄여 지속적으로 먹으면 혈당관리 시스템에 빨간 신호가 오고 서구 형 질병으로 이어질 수 있다. 특히 음료수는 설탕물이라고 해도 과언이 아닐 정도로 설탕이 많이 들어 있다. 가끔 광고에서 보면 무가당 음료라고 홍보한다. 그러나 무가당이란 당을 첨가하지 않았다는 뜻이지 당이 없다는 것은 아니다. 무가당이라고 소개되어 있는 식품들은 제조·가공 중에 설탕과 같은 당을 인위적으로 첨가하지 않았을 뿐이지 실제로는 단맛이 나게 당분이 높은 과실즙을 넣게 된다. 따라서 무가당 음료는 있을 수 있으나 무당 음료는 없다.

표-7-1 음료수별 설탕 함유량

식품	함유량	식품	함유량
콜라 1캔	12.9g	사이다	10.3g
뿌요소다 블루베리맛	27.9g	인스턴트 커피	5.8g
바나나우유	14.2g	오렌지주스	10.7g
흰 우유	3.56g	초콜릿 1개	8.9g

– 출처 : 한국소비자보호원의 조사 –

3) 생명의 원동력 포도당

사람과 동물은 포도당 없이 한순간도 살 수 없다. 포도당은 생물에게는 먹이요 생명체에게는 에너지원이 된다. 포도당 사슬로 이루어진 셀룰로오스 섬유는 옷과 종이를 만들고, 섬유소 덩어리인 목재는 집과 가구를 제공한다. 의식주에서 포도당이 한 시도 떠날 날이 없다. 우리 몸은 포도당을 이용해 생명 엔진을 가동하지만 공급 조절이 잘 안 되면 큰 피해를 볼 수 있다. 두뇌는 포도당만 이용하는데 포도당이 공급되지 않으면 두뇌 활동이 정지되고 저혈당으로 경련을 일으키게 된다. 심하면 생명까지 위협한다.

포도당은 과일, 꿀, 채소에 조금씩 함유되어 있으며, 쌀에 가장 많이 들어 있다. 시판용 포도당은 옥수수 전분을 가공한 것이다. 달콤한 포도당은 지구상에 가장 많은 유기 화합물이다. 식물이 탄소 동화 작용으로 만들어 놓은 자연이 주는 선물이다.

병원에서 포도당링거를 주사하는 이유는 감기, 폐결핵, 당뇨 등 질병자체가 인체의 에너지와 비타민 등의 영양소를 소모시키는 질환으로 포도당이 필요하기 때문이다. 열이 나면 인체의 에너지가 밖으로 발산되어 열이 남으로 인해서 수분도 증발해 탈수에 빠질 수도 있다. 포도당이나 영양제가 직접적으로 감기치료를 하는 건 아니지만 영양을 공급하는데 상당한 도움을 주는 건 맞다. 결국 포도당은 몸의 영양 상태를 최대한 좋게 함으로써 병마와 싸울 힘을 주는 것이다. 또한 병에 걸리면 입맛이 없으므로 포도당을 공급하는 것이다.

4) 맥아당과 유당

맥아당은 우리나라에서는 옛날부터 사용해 왔다. 맥아당은 겉보리로 만든 것이 맛이 좋으며 고구마, 감자, 토란으로도 만들 수 있다. 엿기름은 감주 또는 엿기름을 만들 때 사용하거나 논이나 밭에 뿌려주면 효소의 작용으로 볏짚의 분해가 빨라진다.

5) 유당

유당은 모든 동물의 젖에 함유되어 있다. 동물의 젖에서 단맛이 나는 이유는 유당의 양의 차이에 의해서 결정된다. 유당의 함유량은 물개의 젖에는 0.1%, 고래의 젖에는 1.3%, 소의 젖인 우유에는 4.8%인데 비해 사람의 모유에는 7.0%로 유당이 가장 많다. 따라서 이러한 결과로 유추해 보면 사람이나 영장류 등이 머리가 좋은 것은 젖에 유당이 많이 들었기 때문이라고도 할 수 있다. 사람에 따라서는 우유의 유당 때문에 설사를 하는 경우가 있어 유당을 제거한 우유를 출시하기도 한다.

황설탕은 사탕수수에서 바로 정제했기 때문에 갈색을 띤다고 생각하기 쉽다. 또한 황설탕에서 정제한 것이 백설탕이라고 생각한다. 그러나 의외로 백설탕은 설탕의 정제과정에서 처음에 생산되는 것이고 황설탕은 공정의 반복과정 중 백설탕에 열이 가해져서 설탕에 색깔이 생긴 것이다.

백설탕이나 갈색설탕은 모두 원료당을 정제한 설탕이므로 영양학적으로 큰 차이는 없다. 단지 백설탕은 부드럽고 담백한 단맛을 느끼게 하기 때문에 요리용은 물론 커피나 홍차 등 식품의 본래 지닌 맛을 내고 싶을 때 사용한다. 반면에 갈색설탕은 회분 등이 소량 함유되어 특유의 풍미와 단맛을 지니고 있기 때문에 강한 단맛이나 감칠맛과 원료당의 맛을 내고 싶은 경우에 사용하게 된다.

2. 맛있는데 외면 받은 카스테라

　카스테라는 거품을 낸 계란에 밀가루와 설탕 등을 버무려 구운 양과자를 말한다. 원래 카스테라는 에스파냐의 옛 지방인 카스티야의 과자인 비스코초(bizcocho)를 가리켜 포르투갈에서 '가토 드 카스티유(카스티야 지방의 과자란 뜻)'이라고 불렀다. 이것이 일본에 전해져 비로소 카스테라라는 이름으로 정착하였다.

　카스텔라의 원료는 계란 · 설탕 · 밀가루 · 소금 · 물엿 · 꿀 등인데, 그 배합하는 양이나 굽는 방법에 따라 맛이 여러 가지이다. 일반적인 방법은 계란 노른자에 설탕 · 물엿 · 꿀을 섞어 충분히 젓고, 따로 계란 흰자를 거품을 내어 이것에 섞고, 다시 밀가루를 섞어 가볍게 저은 다음 오븐 팬에 부어 굽는다. 몇 분 후에 팬을 꺼내어 표면의 거품을 걷어내고 철판으로 뚜껑을 하여 다시 오븐에 넣어 180℃ 정도의 열로 1시간 가량 구워낸다. 절단면의 밀도가 고르고 적당한 탄력이 있는 것이 잘된 것이다.

　카스테라가 다른 빵이나 과자에 비하여 가지고 있는 특징은 결이 곱고, 먹었을 때 느낌이 부드러우며, 촉촉하다는 점에서 우리나라 사람들이 즐겨 찾는다. 그래서 제과점에서는 카스테라 제품이 많았고, 선물로도 인기를 얻었다. 그러한 카스테라가 TV를 만나 국민 간식으로 성장했다가, 다시 TV의 영향으로 지금은 카스테라만을 만들어 판매했던 거의 모든 점포가 사라졌다.

tvN '꽃보다 할배'에서 대만 여행 프로그램을 방영 후 대만은 국민 여행지로 급부상했다. 또한 한국에서도 큰 인기를 끌었던 영화 〈말할 수 없는 비밀〉의 배경인 단수이 지역에 대한 소개가 된 후 단수이 지역은 대만 여행의 필수 코스로 자리매김했다. 단수이 지역의 대왕카스테라는 명물로 대만을 방문하는 여행객들 사이에서 입소문을 타기 시작하면서 국내에 도입되었다.

국내에 도입된 대왕카스테라는 우리 입맛에 맞는 레시피 개발로 좀 더 촉촉하고 달달한 맛과 색다른 비주얼로 인기를 얻어갔다. 특히 카스테라를 차게 식혀서 먹는 일본의 소비자들에게는 오히려 카스테라를 따뜻하게 먹을 수 있다는 사실이 신선한 충격으로 다가와 인기를 끌었다. 이후 국내에 대만 카스테라 프랜차이즈가 속속 들어서 모두 17개 점포가 등록을 하고 가맹점을 모집하였으며, 장사도 잘되었다.

무엇보다 대만 카스테라는 소자본으로 창업할 수 있는 아이템으로서 계란과 밀가루, 우유 등 간단한 재료와 오븐만 있으면 만들 수 있는 단순한 조리법은 점포 확산에 원동력이 됐다. 기존에 디저트를 아이템의 타깃 층은 주로 젊은 층을 대상으로 했다면, 카스테라 창업은 남녀노소를 불문하고 다양한 성별과 연령층에게 인기가 있었다.

그러나 채널A의 소비자 고발 프로그램 '먹거리X파일'은 계란과 밀가루, 우유와 설탕 이외에 어떤 재료도 넣지 않는다고 광고한 한 대만 카스테라업체가 광고 내용과 달리 식용유와 일부 첨가제를 사용한다고 보도했다. 해당 업체는 식용유 제빵은 일반적 조리법인데 식용유 자체를 나쁜 원료로 취급했고, 한 업체의 잘못된 마케팅을 업계 전반의 일로 확대했다고 주장했다. 그러나 방송이 나간 후 사람들은 대만 카스테라를 찾지 않았을 뿐만 아니라 프랜차이즈는 종적을 감췄다. 대만 카스테라가 종적을 감춘 것은 시청률 때문에 자극적으로 내용을 구성한 방송사나 식용유를 넣지 않았다고 발뺌하면서 건강식품으로 마케팅한 업체 모두 잘못이 있었기 때문이다.

카스테라 자체가 큰 문제가 있었던 것은 아니고 단지 카스테라를 촉촉하게 하기 위해 식용유를 넣거나 첨가물을 넣었다는 이유로 국민들의 외면을 받게 되었지만 카스테라는 우리의 간식이 되기에 충분하다. 카스테라는 굳이 식용유를 넣지 않고도 계란 흰자를 충분히 휘핑하여 거품을 만들면 촉촉하게 만들 수 있다. 또한 굳이 제빵기가 없어도 전기밥솥을 이용해서도 손쉽게 만들 수 있으며, 아이들 영양식으로도 그만이다.

3. 효능이 많지만 오해가 많은 매실

매실은 중국이 원산지이며 3000년 전부터 건강보조 식품이나 약재로 써왔다. 한국에는 삼국시대에 정원수로 전해져 고려 초기부터 약재로 써온 것으로 추정된다. 매실은 살구와 아주 가까운 근연종으로 살구와 서로 꽃가루를 주고받으며 우연히 잡종이 일어나며 매실을 엑기스로 만들 때는 살구와 교잡이 덜한 품종일수록 품질이 좋은 것으로 나타났다. 매실은 둥근 모양이고 5월 말에서 6월 중순에 녹색으로 익으며, 익은 정도에 따라 풋매실과 청매실, 황매실로 나뉜다. 풋매실은 식용으로 쓸 수 없는 덜 익어 과육이 단단하며 신맛이 강한 매실을 말하며, 청매실은 씨앗이 단단하게 굳어진 다 자란 매실을 말하며, 황매실은 청매실이 끝까지 잘 익어 향이 좋고 빛깔이 노랗고 과육이 부드러워진 것을 말한다.

국내에서 주로 재배되는 매실 품종은 백가하, 남고, 청축, 옥영, 천매, 앵숙, 고성 등이 있으며, 이 중에서 백가하 품종이 가장 많이 생산된다. 매실은 가공에 따라 청매를 쪄서 말린 것을 금매라고 하며, 청매를 소금물에 절여 햇볕에 말린 것을 백매라고 하며, 청매의 껍질을 벗겨 연기에 그을려 검게 만든 것을 오매라고 한다. 매실이 많이 나는 곳은 전라남도 순천과 광양, 경상남도, 경상북도 등이다.

가. 매실의 영양

메실은 약 85%가 수분이며 당질이 약 10%이며, 프크린산·피루브산·구연산(시트르산)이 풍부하고 칼슘·인·칼륨 등의 무기질과 카로틴도 들어 있다.

매실은 대표적인 알칼리성 식품으로 우리 몸의 나쁜 산성 물질들을 중화시키는 역할을 하여 체질개선 효과가 있다. 매실에 들어 있는 프크린산이라는 성분은 독성물질을 분해하는 역할을 하기 때문에 해독작용이 뛰어나 배탈이나 식중독 등을 치료하는 데 도움이 된다. 그리고 피루브산이라는 성분은 간의 해독작용을 돕기 때문에 손상된 간이 회복할 시간을 주어 간에 좋고 피로회복에 좋고 숙취회복에도 도움이 된다. 카테킨산은 장 속의 유해 세균 번식을 억제해주는 효과가 있다. 구연산(시트르산)은 매실이 잘 익을수록 함량이 많아지며 대사작용을 돕고 근육에 쌓인 젖산을 분해하여 피로를 풀어주는 역할을 한다.

매실의 신맛은 소화액의 분비를 촉진해주기 때문에 소화기관을 정상화하여 소화불량과 위장 장애를 없애 준다. 칼슘은 노인, 갱년기 여성의 골다공증을 예방하는데 도움이 되며, 성장기 아이들의 발육을 촉진하는데도 도움이 된다. 변비와 피부미용에도 좋고 산도가 높아 강력한 살균작용을 한다. 최근에는 항암식품으로도 알려졌다.

나. 아미그달린(amygdalin)

아미그달린은 매실씨, 살구씨, 복숭아씨 속에 들어 있는 성분이다. 아미그달린은 독으로 알려져 있지만 신체에 유익한 효과를 주기도 한다. 아미그달린은 매실이 미성숙한 풋매실일 때 자신을 지키기 위해서

독성을 품게 되는데 매실이 익어가면서 크게 감소하여 독성은 문제가 되지 않는다. 아미그달린 자체는 독이 되는 것이 아니라 베타글루코시다아제라는 분해효소를 만나면 시안화수소(청산)라는 유독성분으로 변했을 때가 문제다. 시안화수소가 치명적인 독인 것은 맞지만 중독되려면 덜 익은 풋매실 100~300개를 한꺼번에 먹어야 한다고 한다. 다만 아미그달린에 의해서 심한 구토나 복통 같은 중독증상이 일어날 수 있으므로 잘 익은 청매실을 사면 문제가 되지 않지만 덜 익은 매실은 가려내는 게 좋다.

아이러니하게도 아미그달린은 나쁜 역할만 하는 것이 아니라 체내에 들어가면 암세포에만 다량 들어 있는 베타글루코시다아제에 의해 사이안화수소를 유리시켜 암세포를 죽이는 효과가 있어 살구씨는 약재로 사용하기도 한다. 또한 아미그달린은 통증완화·혈압조절·조혈작용 등에 효과가 있다는 연구 결과가 나타나고 있다.

다. 매실을 먹는 방법

보통 술을 담가 먹으며 잼·주스·농축액을 만들어 먹거나 말려서 먹는다. 그밖에 간장·식초·정과·차를 만들거나 장아찌를 담그기도 한다. 그리고 발효액으로 만들어 먹거나 매실청을 담구어 먹는다.

마. 매실의 논란

매실에 대한 관심이 높았던 것은 TV의 각종 프로그램마다 몸에 좋다는 보도와 함께 매실 발효액이나 매실청이 만병통치약인 양 방송소재로 활용했기 때문이다. 그러나 2013년 8월 21일자 KBS 생노병사의 비밀이란 프로그램에서 '발효액은 우리 몸에 얼마나 좋을까?'라는 보도로 매실을 사랑하는 사람들을 충격에 빠트렸다.

KBS 생노병사의 비밀 프로그램에서 논란이 되었던 내용을 정리해보면 다음과 같다.

첫째, 매실과 설탕을 혼합해서 걸러낸 액상의 물질은 그동안 효소라고 불리웠지만 발효액이라고 해야 한다. 둘째, 발효가 잘 되어서 설탕의 주성분이 포도당과 과당으로 전환되었다고 해도 발효가 제대로 일어난 것이라고 볼 수 없으며, 설탕과 마찬가지로 당뇨환자의 혈당을 상승시키기도 하고 우리 몸의 건강에 큰 도움을 주는 성분으로 변한다는 근거는 아직 없다. 셋째, 오래 숙성시킨 발효액도 적당히 먹는다면 특별히 나쁠 것은 없지만 그렇다고 당뇨환자가 먹어도 안전하다거나 건강상 더 유익하다는 증거는 없다.

2013년 6월 21일 먹거리 X파일에서는 청매실의 씨앗에는 아미그달린이라는 독이 들어 있고, 완전히 익으면 독이 사라진다고 하였다. 아미그달린은 우리 몸 안에 들어가 산을 만나면 청산이 되는데 청산은 독성이 아주 강해 콩알 한쪽만한 크기만 있어도 16명을 죽일 수 있는 양이라고 하였다. 매실청을 담글 때 씨앗을 같이 담글 때 100일 후가 아미그달린 함양이 가장 높은 것으로 나타났고, 시간이 지날수록 아미그달린 함양이 점점 낮아지는 것을 밝혀냈다.

먹거리 X파일은 매실의 효능을 믿고 먹었던 사람들에게는 충격적인 보도이기에 충분하였다. 이로 인해 매실의 독성에 대한 걱정과 매실로 인해 오히려 병을 얻는 것이 아닌가를 걱정하는 사람들이 증가함에 따라 매실 소비량이 줄어들었다. 소비량의 감소는 경남 양산과 하동의 지역 특산물인 매실의 가격하락과 판매 부진으로 이어져 재고물량이 농가마다 증가하여 농민들의 시름이 깊어지고 있다.

이후 종편에서는 매실의 장점을 다룬 다큐멘터리를 여러 차례 방송하였고, 2015년 20일에는 KBS 생로병사의 비밀 '매실 편'을 통해 매실의 장점과 우수성을 집중 조명하여 보도하였지만 매실의 소비는 더 이상 증가하지 않았다. 더욱이 2000년도에 비해 2014년에는 전국의 매실 재배면적은 6.5배, 생산량은 6.3배가 증가하여 매실의 과잉생산으로 매실가격이 하락하였으며, 판매도 잘 안 되자 일부 농가는 매실나무를 베어내고 다른 작목으로 대체를 시도하고 있다. 이처럼 매실 판매가 부진한 것은 매실이 충청, 강원지역까지 확대 재배되는 등 전국적으로 생산량이 많이 늘어난 반면 소비는 오히려 크게 줄어든 게 원인으로 분석된다. 또한 종편 등의 먹거리 프로그램에서 매실 진액에 설탕이 많이 들어가는 등 부정적 내용이 방송된 것도 소비 감소에 영향을 미친 것으로 풀이된다.

🔍 좋은 매실 고르는 법

- 6월 중순부터 7월 초순에 나온 매실이 가장 좋다.
- 과피의 색깔이 녹색이 고르게 빛을 띠고 있는 것이 좋다.
- 매실이 울퉁불퉁 하지 않고 둥글며 단단한 것이 좋다.
- 껍질에 벌레를 먹었거나 흠집이 나 있지 않은 것이 좋다.
- 매실주를 담글 때는 알이 작은 것이 좋으며, 매실장아찌나 진액을 만들 때는 알이 큰 것이 좋다.

매실청 잘 담그는 방법

1. 매실을 깨끗이 씻어 매실 씨앗과 매실 꼭지를 제거한다.
2. 진액이 잘 우러나올 수 있도록 이쑤시개로 과육의 2, 3군데를 찔러준다.
3. 큰 투명한 플라스틱 통에 손질한 매실과 설탕을 1대 1의 비율로 넣는다. 올리고당을 사용할 때는 올리고당의 당 성분이 약하기 때문에 매실, 설탕, 올리고당을 5대 3대 2의 비율로 넣는다.
4. 설탕이 다 녹기 전까지는 내용물이 잘 섞일 수 있도록 가끔씩 통을 흔들어 준다.
5. 100일 이상 서늘한 곳에서 숙성시킨다

4. 달콤한 유혹 캔디

해마다 3월 14일이 되면 남성이 좋아하는 여성에게 사탕을 선물하며 자신의 마음을 고백하는 화이트 데이를 준비하느라 바쁘다. 싱글에게는 이보다 더 잔혹할 순 없지만 연인들에게는 사랑을 확인할 기회가 되고 있다.

사탕이 주는 단맛은 인류 역사를 통해 가장 사랑 받았던 맛이고 또한 사랑의 묘약이기도 하였기 때문에 사탕이 선물로 이용되는 것이다. 깨물면 바삭하는 소리와 함께 입 안 가득 달콤함이 전해지는 사탕은 동심들에게는 정말 달콤한 유혹을 줄 수밖에 없는 것이다. 지금까지도 사탕은 애나 어른이나 꼭 습관처럼 즐긴다. 아이는 사탕을 준다면 좋아하고, 성인은 식당에서 나오면서 습관적으로 사탕을 챙긴다.

Candy란 말은 원래 라틴어로 설탕 "Can"과 틀에 넣어 굳힌다는 "Dy"가 결합된 말로써, 설탕을 주된 원료로 하는 과자를 말한다. 사탕의 유래를 보면 사탕은 최초 석기시대에 벌집으로부터 꿀을 먹고 살던 시절 단것에 대한 발견으로부터 시작되었다고 한다. 그러다 인도에서 만들어진 설탕이 곧 아라비아, 이탈리아인들에 의해 지중해 연안의 여러 나라들로 전파되었고 꿀이 차지하던 자리를 설탕이 대신하게 되었다.

사탕의 제조 방법은 물에 설탕을 녹여 만드는 단순한 방법으로 시작되있으며. 설탕의 보관 방법을 편하게 하기 위한 수단으로서 사용되어 애용되었다. 녹이는 가열 온도에 의해 딱딱하고 부드러운 사탕으로 결정된다. 설탕만으로 만든 것은 캔디라고 하며, 캔디에 과일을 넣은 것을 후르츠 캔디라고 하며, 신맛과 빛깔 등을 채색한 것을 드롭프스라고 한다.

젤리는 설탕을 넣고 과일을 졸여 주머니에 넣어 매달아 놓으면 그 즙이 식으면서 굳어 진 것이다. 머시멜로는 프랑스에서 만들어진 것으로 머시멜로라는 식물의 뿌리에서 추출한 에센스에 설탕, 꿀, 시럽, 계란흰자, 천연 껌(gum)을 넣어 약제를 만든 데서 비롯되었다. 그 후 과자로 발전하여 초기의 약제는 쓰지 않고 물엿, 설탕, 젤라틴, 물, 향 등을 이용하여 만들었지만 이름만은 지금까지 남아 전해지고 있다.

머시멜로가 다른 사탕에 비하여 쫄깃쫄깃한 느낌을 주는 것은 성분 중에서 단백질인 콜라겐을 더운 물로 데울 때 얻어지는 유도 단백질 중 하나인 젤라틴 때문이다. 단백질인 콜라겐을 더운 물로 데울 때 얻어지는 유도 단백질 중 하나이다.

머시멜로는 과자로도 활용되지만 천연 고단백질 크림이기에 초코파이에 들어 있는 하얀 크림으로 사용한다.

이집트, 아랍 그리고 중국에서는 과일과 콩을 사탕에 섞어서 만들기도 했으며 중세시대에는 설탕의 가격이 비싸 부유층에서만 취급 가능한 적도 있었다. 오늘날의 사탕은 산업화의 발전과 더불어 사탕에 과일 원액이나 기타 부가적인 맛을 첨가하였을 뿐만 아니라 기술의 발달에 따라 다양하게 만들어지고 있다.

설탕 · 옥수수제품 · 초콜릿 · 계란 · 과일 · 견과류 · 버터 · 우유 · 크림 등 70종류 이상의 농산물이 사탕을 만드는 재료로 사용되고 있으며 그에 따라 이름도 다양하게 불리어지고 있으며, 캔디의 종류만 해도 2,000가지가 넘는다.

사탕은 설탕으로 만들어진 것이기 때문에 피로를 줄여주거나 통증을 진정하는 효과를 가지고 있으며, 사탕은 식품가로 보면 열량이 매우 높은 식품이며, 우유 · 과일 · 견과류가 섞일 때 영양가가 더욱 높아진다. 그러나 지나친 설탕의 섭취는 충치의 발생과 비만의 주범이라는 점에서 다이어트 하는 이들에게는 기피 식품이 되기도 한다.

이처럼 사탕은 나름대로 유익한 면도 있지만 우리에게 해를 끼치는 면도 많다. 문제는 다양한 맛과 모양을 가진 사탕은 아이들의 호기심과 입맛을 자극하고 중독성을 갖기 때문에 사탕이 아이들에게 달콤한 유혹을 한다는 것이다.

사람에 따라서 사탕을 달콤한 유혹이기 보다는 어두운 악마의 유혹이라고 한다. 사탕의 공정은 우리가 먹는 아무 영양가가 없는 백설탕에 천연재료를 넣으면 그래도 문제가 안 되지만, 화학적 식품첨가물을 넣어 만들기 때문에 문제가 있다는 것이다.

사탕에 들어가는 식품첨가물에는 오직 문제 있는 물질로만 이뤄졌다고 해도 과언이 아니라는 것이다. 요즘에는 소비자의 입맛을 유혹하기 위해 사탕을 설탕으로만 만드는 것이 아니라 정제물엿, 유화제, 경화

유, 산미료, 조미료, 향료, 색소 등을 넣어 만든다.

이중에서 유화제나 경화유는 말랑말랑한 사탕을 만들기 위해서 넣는다. 유화제나 경화유는 딱딱한 사탕을 부드럽게 만들기 때문이다. 이 과정이 끝나면 산미료나 조미료, 향료 등의 첨가물을 넣고 색소를 쓴다. 그리고 정제물엿은 조청과 같은 당류로 착각하나 영양분이 거의 없는 정제당의 아류일 뿐이다. 결국 사탕에 들어가는 대부분의 식품첨가물과 색소는 생리기능이나 신경 전달 기능, 뇌기능 따위에 장애를 일으킬 가능성이 크다.

따라서 아이들을 건강에서 지키려면 사탕을 먹더라도 천연재료를 넣은 것을 선택해야 하고, 그것도 많이 먹어서는 안 된다.

5. 재료를 보고 씹어야 할 껌

　　원래 껌은 원래 그리스 여인들이 풀 같은 것을 질겅질겅 씹으며 거기서 나오는 향기를 즐긴 데서 찾아볼 수 있다. 또 멕시코 원주민들은 고대 마야시대부터 긴장감을 느낄 때 치클을 씹으며 마음을 안정시켰다고 한다. 치클은 멕시코 유카탄 지역에서 자라는 사포딜라 나무의 수액에서 추출되는 것으로 1866년 멕시코의 독재자 산타안나가 미국에 망명할 때 이 치클을 챙겨 가면서 세상에 알려졌다. 미국에서 치클을 뜨거운 물속에 넣어 부드럽게 한 다음 손으로 동글게 만들어서 약국에 판매한 것이 츄잉껌(chewing gum ; 삼키지 않고 씹기만 하는 고무과자)의 원조가 되었다.

　　풍선껌은 1928년 회계사인 월터 다이머에 의해 최초로 개발되었으며, 분홍색 색소와 풍선막을 좋게 하기 위해 송진을 첨가하여 만들어졌다. 풍선껌은 그 당시 대단한 인기를 모아 껌의 대중화에 지대한 공헌을 하였다. 제2차 세계대전이 일어나기 전 츄잉껌과 풍선껌은 오직 미국에서 생산되었으며 미군들에 의해 유럽 및 세계 각국에 전파되어 대중화되었다.

2차 세계대전 때 군인 한 사람당 일 년에 3천 개의 껌을 씹은 것으로 집계되었고, 오늘날도 미군의 야전 식량과 전투 식량으로 쓰이며 군인의 껌 소비량이 일반인의 다섯 배에 달한다.

우리나라에 껌이 들어온 것은 한국전쟁 무렵 연합군이 들어오면서 대중화되기 시작했고, 해태제과에서 치음으로 풍선껌을 만들어 선보였다.

껌은 긴장을 완화하고 집중력을 높이는 데도 유효하다. 그래서 군인들이나 시합을 앞둔 운동선수들에게 인기가 높다. 한 연구에 의하면 씹는 행위가 치매 예방에 유익하다고 한다.

껌을 만드는 방법은 우선 베이스 성분을 녹여 여과하고 여기에 당분, 포도당 시럽, 향료, 색소 등의 성분을 물렁물렁한 상태가 유지될 정도의 온도에서 천천히 녹인다. 밀가루 반죽처럼 되면 이를 혼합기로 잘 섞은 후 성형기를 통해 평평하게 만들거나 압착해 둥글게 만들거나, 또는 당을 씌우는 방법으로 형태를 만든다. 적합한 형태로 만들어진 껌은 48시간 동안 건조된 후 검사 과정을 거치고 포장되어 판매된다. 문제는 껌에 대한 논란이다.

껌 속에 들어 있는 정제당은 99.7%의 고 순도의 당으로 당분만 있어 몸에 들어가면 즉시 혈당수치를 높인다. 이러한 문제를 해결하기 위해 정제당이 들어 있는 껌을 대신해 자일리톨껌이 인기를 모으고 있다. 자일리톨 껌에는 당분 대신 칼로리가 거의 없는 솔비톨이라는 것이 들어 있는데, 이것은 충치유발을 하지 않으면서도 단맛을 내게 하는 역할을 한다.

껌에 사용되는 모든 원료는 FDA, 한국식품첨가물 공전 등 식품의 안전성과 유해여부를 검증하는 기관에서 인증된 식품첨가물만을 사용하고 있기는 하지만 일반인들이 우려하고 있는 부분이다.

또 한 가지 걱정되는 것은 껌을 천연치클로만 사용하게 되면 이에 붙기 때문에 이런 천연치클의 단점을 보완하기 위해 합성수지를 넣어 같이 배합한다. 합성수지가 사람의 건강에 대한 문제를 일으킨다고 보는 견해가 많다. 그러나 합성수지는 치과에서 레진으로도 쓰이며, 유아용 젖꼭지에도 쓰이고 있기 때문에 안전하다고 한다.

이처럼 껌에는 여러 가지 식품첨가물과 합성수지가 들어가는데 지금까지는 문제가 없다고는 하지만 한번쯤 고민을 하면서 먹어야 할 것이다.

6. 득보다 실이 많은 탄산음료

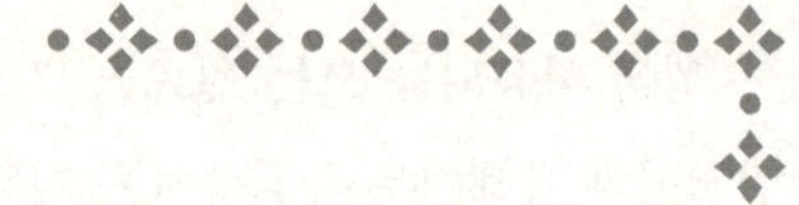

옛날의 어머니들은 어린 자식들이 소풍을 가게 되며 으레 정성스럽게 싼 김밥과 계란과 탄산음료를 챙겨주어 소풍을 그리워하게 하였다. 또한 식사 후에 속이 거북하게 되면 탄산음료를 마시게 했다. 현재도 더운 여름이면 누구나 톡 쏘는 맛의 시원하게 냉장된 음료수를 그리워하게 된다.

탄산음료는 소다수라고 하며, 이산화탄소를 함유하는 청량음료의 모든 것을 말한다. 소다수가 세상에 태어난 것은 영국 화학의 아버지라고 불리는 조셉 프리스틀 리가 독일로부터 비싸게 수입되던 광천수를 직접 만들어 보겠다는 노력에 의해 이루어졌다. 맥주가 발효될 때 나오는 이산화탄소를 모아 물에 녹여 마침내 소다수를 만들었다. 그 후 맥주에서 얻은 이산화탄소 대신 석회석에 산을 넣어 이산화탄소를 얻는 방법을 알아내어 지금과 같은 탄산음료가 태어났다. 당시 탄산음료의 인기가 날로 높아 가면서 음료수로는 물론, 괴혈병 치료약으로도 쓰이기도 했다. 그 뒤 탄산음료에 과일 향료를 첨가하는 등 계속 발전되어, 액상과당, 탄산가스, 인산, 향료로도 만들어진다. 결국 지금의 콜라, 사이다, 레모네이드 같은 청량음료가 나오게 된 것이다.

처음에는 병에 탄산음료를 담아서 판매를 하였으나 점차 기술의 발전에 의해 캔으로 바뀌어 갔다. 그러나 탄산음료의 폭발적인 수요의 증가와 함께 이에 대한 건강상의 안전에 대해서 꾸준히 논란이 일고 있다.

호주 의학 팀에 의해 탄산음료에 당분이 많이 들어있기 때문에 심장질환과 당뇨병을 유발시켜 위험하다는 연구 결과를 발표한 이후 많은 전문가들이 탄산음료 및 다이어트 음료 섭취에 대한 대대적인 경고를 하고 나섰다.

하루 평균 1개 이상의 탄산음료를 섭취하는 성인의 경우 그렇지 않은 사람에 비해 약 50 퍼센트 가량 높게 신진대사 증후군 발병 위험이 있는 것으로 나타났으며 특히 복부 비만, 콜레스테롤 수치, 고혈압, 그리고 각종 혈관 질환으로 인해 발생하는 부작용으로 인해 건강에 큰 손상을 입을 수 있다고 경고했다.

뿐만 아니라 인산 성분이 아이들의 정신건강까지 위협하는 물질이라고 하기도 하고, 치과의사들은 사기질은 탄산음료의 산 때문에 곧바로 상하거나 충치를 일으키는 무탄스균이 당분을 먹은 뒤 배출한 산 때문에 상한다고 경고한다. 따라서 인산을 과잉섭취하면 몸에 필요한 칼슘, 철분, 아연 등이 몸 안에 흡수되지 않고 빠져나가며 아이들은 공격적으로 변하고 집중력이 떨어진다는 연구결과도 있다.

이러한 논란 때문에 우리나라에서도 2007년 교육인적자원부는 탄산음료, 라면, 튀김류 등을 비만유발 식품으로 규정하고, 2015년 11월 서울시가 '공공기관 자동판매기 탄산 음료 퇴출' 사업을 실시해 시민들의 탄산음료 섭취를 제한하려고 했지만 큰 효과를 거두지 못해 10개월 만에 중단된 바 있다. 외국의 경우 미국 캘리포니아 주와 일리노이 주에서는 2005년부터 모든 공립학교와 자판기에서 탄산음료 판매를 금지하고 있으며, 영국도 학교에서 탄산음료의 판매를 규제하고 있다. 뿐만아니라 캘리포니아주 버클리와 펜실베이니아주 필라델피아에서는 탄산세를 도입해 설탕 1온스(약 28.35g)마다 1센트씩 부과하고 있다.

> **Q**
>
> ### 콜라의 비밀
>
> 콜라의 대부분의 성분은 끊임없이 비판을 받아왔지만 전 세계의 젊은이들은 여전히 콜라를 즐기고 있다. 심지어는 콜라에 밥을 말아 먹을 정도로 콜라 마니아도 생겨났다. 콜라병의 성분을 보면 화학물질을 합쳐 놓은 것임을 알 수 있다. 콜라에는 천연성분은 거의 없으며, 주성분은 설탕(또는 인공 감미료, 최근 다이어트 콜라에는 아스파탐이 많이 사용됨), 인산, 라임주스, 바닐라 에센스가 그것이다. 콜라의 상큼한 맛은 원래는 시트르산(구연산, 감귤류 과일에 많이 함유) 때문이었으나 뒤에 더 값싼 인산으로 대치되었다. 그중 향료혼합물의 성분은 코카콜라가 생길 때부터 비밀로 되어 있다.

7. 즐거움과 고통을 동시에 주는 꿀과 로열젤리

우리나라 사람들은 꿀을 보약이라고 생각해서 꿀이 없는 집은 없을 정도로 많이 보유하고 있다. 그래서 먹거리가 많지 않았던 예전에는 명절이 되면 손꼽히는 선물 중에 하나였다. 그러나 정작 꿀에 대한 신뢰도가 높은 만큼, 정작 꿀에 대해서 정확히 알지도 못하며, 꿀을 제대로 활용하는 집도 드물다.

벌꿀은 오랜 옛날에 자연에서 얻은 인류 최초의 식품으로 그리스 신들의 식량이었다고 하며, 로마인은 꿀을 하늘에서 내리는 이슬로 여겼다고 한다. 사람들이 꿀을 먹는 이유는 피로회복, 정력증진, 식욕증진, 유아의 발육촉진, 혈압 정상화 등에 좋다고 생각하기 때문이다. 꿀을 1kg 만들려면 벌이 약 560만 송이의 꿀을 찾아 다녀야 한다고 하니 진짜 꿀이 귀한 이유도 알 만하다. 그래서 그런지 시판되고 있는 꿀에 가짜가 많다는 뉴스가 보도되고 있다. 꽃이 열리지 않는 시기에는 벌에게 설탕을 녹여서 공급한다니 한심하고도 무서운 일이다.

꿀은 오래 전부터 보약재로 써왔다. 꿀의 주성분인 포도당과 과당은 모두 그 이상 더 분해될 필요가 없는 단당류이기 때문에 위장에 부담을 주지 않고 흡수가 빨라서 좋은 음식이다. 그래서 피곤할 때는 꿀물을 타서 마시면 피로회복제로는 제일이다. 꿀은 생 꿀을 그냥 먹기도 하고 끓여먹기도 한다. 생 꿀을 그냥 먹으면 열을 낮추고 기침을 멎게 하는데 도움이 된다. 따뜻한 물에 풀어먹으면 칼륨, 칼슘 등의 미네랄이 들어 있어 혈액을 알칼리성으로 유지해줄 뿐 아니라 체내의 콜레스테롤을 제거하고 혈관을 튼튼하게 해주어 고혈압, 심장병 등의 성인병에 좋다.

로열젤리는 신비한 음식이다. 벌의 알 중에 로열젤리와 꿀을 먹고 자란 것은 일벌이 되고, 수명이 6개월 정도이나, 로열젤리만 먹고 자란 것은 여왕벌이 되고 수명은 5~6년 정도 살 수 있기 때문이다. 뿐만 아니라 여왕벌은 자신의 몸무게보다 무거운 2,000개 이상의 알을 매일 낳는다. 이것이 바로 로열젤리의 신비한 효능인 것이다.

로열젤리는 꿀보다 단백질의 함량이 많고, 지방산, 성장촉진 작용이 있는 판토텐산, 아미노산 등이 들어 있다. 아직도 해명되지 않은 미지의 영양성분이 많이 들어 있을 것으로도 추측되고 있다. 로열젤리에 대한 임상실험 결과에 의하면 피로회복, 정력증진, 체중증가, 유아의 발육촉진, 병후 또는 산후 쇠약의 회복, 혈압 정상화 등의 작용이 인정되고 있다.

하여튼 꿀과 로열젤리는 위장에 부담을 주지 않고 쉽게 흡수되어 힘을 내게 할 뿐만 아니라 내장의 기능을 활성화시켜 주는 작용이 있다고 할 수 있겠다. 이와 같이 꿀이 이상적인 자연건강식품의 일종이라 함은 누구나 다 아는 사실이다.

그러나 꿀은 천연식품이기 때문에 건강에 좋다고만 생각하기 쉽다. 그러나 꿀에도 부작용은 있다. 그것은 바로 꿀은 당뇨병에 걸리기 쉽게 하거나 오히려 악화시킨다. 꿀의 주성분은 과당이지만 거의 설탕과 같다고 생각해도 무방하다. 특히 가짜 꿀일수록 성분은 설탕이기 때문에 그 피해는 더욱 심각하다고 할 수 있다. 그리고 꿀은 설탕에 버금가는 열량을 갖고 있다.

표-7-2 당의 100g당 열량

재료	Cal
백설탕	400
흑설탕	353
물엿	332
아카시아 꿀	326
로열젤리	152

이처럼 꿀에도 설탕과 같이 칼로리가 높고 장에서 빠르게 흡수되어 혈당을 급격히 증가시키는 역할을 한다. 더욱이 꿀을 너무 많이 먹으면 위에 열이 생기므로 당뇨병 환자는 하루에 50g 이하로 꿀 섭취량을 제한해야 한다.

8. 지나치면 독이 되는 커피

우리나라의 차 인심은 어딜 가도 푸짐하다. 어딜 가나 손님에게는 차를 대접하기 때문이다. 차 중에서도 커피에 대한 인심은 더욱 그러하다. 언제부터인가 커피가 우리나라의 전통차를 제치고 국민들이 가장 선호하는 기호음료가 되어 버렸다. 커피는 독특한 맛과 향을 지닌 기호음료로 아랍어인 카파(caffa) 즉 힘을 뜻하는 단어에서 출발하였다. 아마도 커피를 마시면 카페인 때문에 피로가 풀리고 일을 하는데 힘을 얻기 때문일 것이다. 실제로 하루 한두 잔의 커피는 피로 회복에도 좋고 기분도 상쾌하게 한다.

2016년 커피 수입량은 16만톤에 육박하며, 이를 돈으로 따지면 무려 7,00억원이 넘는다. 2017년 4월 기준 전국의 커피숍 숫자는 무려 9만 개이며, 커피를 파는 빵집이나 디저트 가게 등을 감안하면 우리나라 카페는 10만곳이 넘을 것으로 예측된다. 2018년 대한민국 커피 소비량은 250억 잔을 넘겨서 국민 1인당 연간 500잔의 커피를 마시는 것으로 추산된다. 그만큼 커피가 현대인의 생활에 빼놓을 수 없는 필수품으로 하

 100세 시대 - 바른 먹거리가 답이다.

루에 한잔 이상씩은 하고 있다.

그러나 왜 꼭 기호음료가 꼭 커피라야 하는가 하는 의문은 한번 가져볼 만하다. 심지어는 하루에 5잔 이상을 마시는 사람도 많다는 보도도 있었다. 의례적으로 커피를 마시는 사람에게는 부분적이지만 습관성이 생기기도 하는데, 이것이 커피의 가장 큰 부정적 측면이기도 하다. 즉 지나치게 커피를 많이 마시면 과민증, 신경질 및 불안감, 두통, 불면증을 일으킨다. 특히 커피를 마시고 담배를 피우는 사람의 경우에는 고혈압을 일으키기도 한다. 또 하루 5잔 이상의 커피를 마시는 남성은 커피를 마시지 않은 사람에 비해 심장마비가 3배나 높았다고 한다.

그렇다면 왜 커피를 끊기가 힘든 것일까? 그것은 바로 커피의 주성분인 카페인 때문이다. 카페인은 의약품으로도 사용되며, 중추신경을 흥분시켜서 잠을 쫓는 각성제도 되고, 혈관을 확대시킴으로써 강심작용, 이뇨작용 등이 있으며, 두통을 멈추는 작용을 한다. 문제는 카페인은 중독성이 강하다는 것이다. 그래서 커피를 많이 먹던 사람들이 커피를 중단하게 되면 습관성으로 인해 불안감, 두통, 초조, 우울증 등의 금단증상을 보이게 된다.

하루 한두 잔의 커피는 피로 회복에도 좋고 기분을 상쾌하게 해 즐겁지만 5, 6잔 이상 마시면 문제가 된다. 보통 카페인이 체내에 들어가 1시간가량 지나면 섭취된 카페인의 20%가 분해되고 3~7시간 후에는 반 정도가 오줌으로 배출된다. 그러나 나이가 많을수록 카페인의 효과가 지속되며 임산부와 피임약을 복용하는 여성, 간질환자 등도 분해시간이 길어진다고 한다. 카페인 치사량은 대략 10g으로 이를 커피로 환산하면 100잔 내지 120잔을 일시에 마시는 양이 된다. 하지만 이는 불가능한 일이며 앞서 언급했듯이 삶의 자극제로 커피를 마실 경우 하루 2~3잔 정도가 좋을 것이다. 성인의 경우 이상적인 카페인 섭취는 하루 300mg 정도로 이는 커피 종류에 따라 다르지만 대략 2~3잔에 해당된다.

당뇨병을 조심하는 사람들은 간혹 설탕을 넣지 않고 그냥 블랙커피를 즐기는 사람도 있으나 보통은 설탕을 넣는다. 커피를 많이 마시면 카페인도 문제가 되지만 설탕도 문제가 된다. 설탕을 많이 섭취하면 설탕이 중성지방으로 변해 피하지방이 늘어나서 비만이 되고 결국은 모든 성인병의 원인이 되는 것이다.

요새 어린이들도 카페인이 들어 있는 청량음료를 마시는 기회가 많아졌는데 설탕의 과다섭취와 카페인의 중성지방 증가작용 등에 의해 비만, 동맥경화증 등이 생기고 심지어는 소아당뇨병도 늘어나고 있다.

9. 억울한 소금

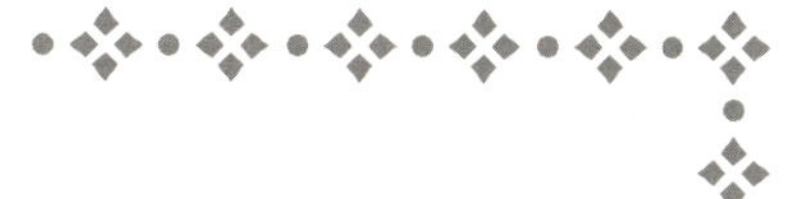

　사람의 생체, 또는 모든 동물의 피 속에는 약 0.9%의 소금기가 있어야 건강을 유지할 수가 있다. 염분은 사람의 혈액과 임파액, 소화액, 근육과 세포, 피부 등의 조직액, 소변, 땀 등에도 존재한다. 염분은 사람에게 있어서 체액의 약알칼리성과 삼투압의 유지 작용, 위액의 원료, 담즙, 장액 등의 약알칼리성 소화액의 성분이 되며 근육수축, 생리작용 등 없어서는 안 될 아주 중요한 성분이다. 소금은 이처럼 우리가 생존하는 데 필수적이기도 하지만 지나치면 문제가 된다고 한다.

　소금이 과잉 섭취되었을 경우 혈관 벽을 수축시키므로 혈압을 상승시키고, 신장기능이 약해져서 여과가 제대로 되지 않으므로 부종(浮腫)이 생기고, 정서가 불안해지기 때문이다.

　세계보건기구(WHO)의 하루 나트륨 섭취 권장량은 2천mg. 소금의 양으로 환산하면 약 5g 정도다. 소금 5g이면 숟가락으로 반 큰 술 정도 되고, 진간장으로는 1큰술, 된장은 2큰술, 고추장으로는 반 큰술 정도의 분량이다. 그러나 한국인의 하루 나트륨 섭취량은 기준치를 훨씬 웃도는 4천900mg으로 이는 소금 약 12.5g에 해당한다. 세계보건기구가 권장하는 섭취량의 2.45배가 넘는 많은 양이다. 이처럼 나트륨의 섭취량이 많은 이유는 우리나라 음식에는 반찬이 유난히 많으며 그 반찬들에 소금이 많이 들었다는 것이다. 특히 가장 많은 나트륨 공급원이 되는 식품은 김치인 것으로 나타났다. 하루 중 나트륨 섭취량을 100%로 가정할 때 김치를 통해 30%를 섭취한다는 것이다.

소금의 경우 WHO의 하루 권장량이 5g 정도인데 최근 이를 2.4g으로 낮추어야 한다고 주장하는 견해도 있다. 그러나 최근 미국의 힐렐 코엔 박사(알버트 아인슈타인 의과대학)는 전국보건-영양조사에 참여한 남녀 7천278명을 대상으로 13년에 걸쳐 실시한 조사분석 결과 FDA와 미국 심장학회(AHA)의 하루 염분 권장량인 2.4g이하를 섭취하는 사람의 심장병 사망위험이 일반인들보다 50% 높은 것으로 나타났다고 보고하였다. 코엔 박사의 연구는 기존의 학설과 다른 결과로 이는 사람마다 적정한 염분 섭취량이 다르며 특히 신장기능이 좋으면 일상적인 염분 섭취에 크게 신경 쓸 필요가 없다고 하였다. 한편 예일 대학의 데이비스 카츠교수도 염분 섭취가 고혈압에 영향을 주는 것은 사실이지만 운동이나 혈압상승을 억제하는 다른 식품 섭취 등을 통하면 음식의 맛을 줄이면서까지 염분 섭취량을 줄이지 않고서도 적절한 혈압을 유지시킬 수 있다고 하였다.

우리나라의 전통적 식문화는 절임문화이다. 김치, 젓갈이나 기타 장류 등 한국인들의 식탁에 필수적인 찌개와 국도 모두 짭짤한 맛이 기본이며 그렇게 수백 수천 년을 먹어왔다. 싱거운 된장찌개와 김치찌개, 싱거운 간장과 젓갈, 간이 맞지 않는 국은 상당부분 먹는 즐거움의 포기를 의미한다.

최근 식약청에서 발간한'식품영양 가이드-나트륨 편'에서는 한국인의 나트륨 섭취량과 주요 공급원 등을 소개하며'덜 짜게'먹는 식습관의 중요성을 강조하고 있다. 특히, 우리가 자주 먹는 음식에 포함된 나트륨의 양을 명시하고 있어 나트륨 섭취를 줄이기 위한 가이드를 알기 쉽게 제시하고 있다. 한국인의 나트륨 섭취량과 주요 공급원 등을 소개하면 다음과 같다.

표-7-3 식품 속에 포함된 나트륨 함량

식품	함유량	식품	함유량
칼국수	2900mg	우동	2100mg
라면	2100mg	물냉면	1800mg
된장찌개	950mg	참치김치찌개	900mg
배추된장국	750mg	자반고등어찜 한 토막	1500mg
배추김치 10조각	1000mg	김밥 한 줄	650mg
멸치볶음	900mg	햄 3조각(60g)	800mg
피자 한 조각	1300mg	롤 케이크 2조각	500mg

– 출처 : 식약청. 식품영양 가이드-나트륨 –

이처럼 평소 자주 먹는 음식들 대부분이 만만찮은 양의 나트륨을 함유하고 있어 음식 조절이 매우 중요한 것으로 지적됐다. 다음과 같이 약 2주간 노력을 기울이면 짠 맛에 익숙한 입맛을 바꾸는데 성공할 수 있다는 것이 전문가의 견해다.

1) 짠 맛을 내는 양념 대신 고춧가루, 후추, 마늘, 생강, 겨자, 식초 등으로 맛을 내는 것이 좋다.

2) 국이나 찌개는 먹기 전에 간을 하면 나트륨 섭취를 줄일 수 있다.

3) 국, 찌개, 국수 등의 국물에는 나트륨이 많기 때문에 국물보다는 건

더기 위주로 음식을 먹는 것이 좋다.

4) 과일이나 채소를 충분히 섭취하면 나트륨 과잉 섭취로 인한 건강 문제를 줄일 수 있다.

한편 우리의 땀 속에는 100ml당 염분이 0.7~1g정도 있으며 우리가 1시간 정도 운동하여 땀을 흘리면 약 400ml의 땀을 흘려 약 3~4g 정도의 염분을 배출하는 것이다. 몇 십 년 전 우리 조상들은 우리보다 훨씬 더 짜게 먹었음에도 불구하고 고혈압이나 심장병이 현대인들보다 적었던 이유는 그 만큼 육체적인 노동으로 인해 땀을 많이 배출하였기 때문이 아닌가 여겨진다. 덕분에 한국인들은 염분에 그 만큼 단련된 신장을 갖고 있는 줄도 모른다.

현대인들이 고혈압이나 심장병의 모든 원인을 온통 예전에 화폐의 단위로까지 귀히 쓰이던 소금에다 덮어씌우는 것은 무리가 있다. 소금을 탓하기 이전에 오히려 그 보다는 운동이나 땀 흘리는 활동을 싫어하는 자신의 게으름을 탓하여야 하지 않을까?

08

건강한 밥상을
꾸려주는 먹거리

1. 젊음을 유지해주는 토마토

생김새로 보나 영양 면으로 보나 토마토만큼 세계 각국에서 사랑을 받고 있는 식품도 드물 것이다. 토마토는 이미 오래 전부터 비만, 고혈압, 당뇨병 등의 식이요법에 이용되어 왔으며, 야채이면서 과일의 특성을 고루 갖춘 우수한 알칼리성 식품이다. 서양에선 토마토가 샐러드나 요리재료로 이용되지만 한국에서는 식후에 먹는 경우가 많다.

언젠가 미국에서 토마토가 과일이냐 채소냐 하는 시비가 있었다. 당시 미국 관세법에 따르면 채소 수입을 할 때 19%의 높은 관세를 물게 되어 있었는데 뉴욕 항 세관은 토마토를 채소류로 분류해 업자들이 크게 반발하고 나섰다. 이에 대법원의 판사는 "식물학적 견지에서 토마토는 덩굴 식물의 과실이다. 그러나 토마토는 과일처럼 디저트로 식탁에 오르는 것이 아니라 식사의 중요한 일부로 오르는 것이므로 토마토는 채소다"라는 판결을 내렸다. 그런 경로를 거쳐 지금은 과일과 채소에서 한 자씩 따서 과채류로 부르기도 한다.

토마토의 원산지는 페루, 에콰도르로 남아메리카 서부 고원지대에서 자생하던 식물이다. 16세기 무렵 포르투갈 사람들이 남미를 정복하고 나서 토마토 씨앗을 구해 귀국하여 이탈리아로 전파됐으며, 17세기 들어서면서 이탈리아를 비롯한 유럽국가에서 널리 소비됐다. 그러나 처음에는 유럽인들이 토마토를 관상식물로만 여겼기 때문에 곧바로 식용화 되지는 못했다.

우리나라에 토마토가 처음으로 들어온 연대는 확실하게 알 수 없지만 1614년 이수광이 지은 「지봉유설」에 토마토가 '남만시(南蠻柿)'란 이름으로 등장한다. 따라서 국내에 토마토가 유래된 것은 1600년대 초반쯤으로 보인다. 최남선은 토마토의 전래에 대하여 '토마토가 중국을 거쳐 전래하여 남만시라고 하였다.'라고 기술하고 있다.

미국 시사주간지〈타임〉은 토마토를 21세기 최고 식품으로 선정했으며, 미국 하버드대 연구팀은 토마토가 많이 든 음식은 전립선암의 발병률을 크게 감소시키는 것으로 조사됐다고 밝혔다. 이탈리아 연구팀도 1주일에 7번 이상 토마토를 먹는 사람은 거의 먹지 않는 사람에 비해 암에 걸릴 위험이 절반에 불과하다는 연구결과를 발표했다. 영국의 BBC 인터넷 판은 토마토에 들어 있는 성분 전체를 섭취해야만 항암효과를 기대할 수 있다는 연구결과가 나왔다고 밝혔다.

토마토는 다른 음식재료에 비하여 아주 특이한 특성을 가지고 있다. 토마토는 굽거나 찌는 조리 과정을 거쳐도 토마토의 영양성분은 거의 파괴되지 않는다는 것이다. 조리된 토마토는 오히려 영양성분이 농축돼 있다. 생 토마토와 토마토로 만든 토마토케첩과 토마토페이스트를 비교해보면 토마토케첩과 토마토페이스트의 영양 성분이 더욱 높다.

굽거나 찐 토마토는 생 토마토보다 칼슘과 칼륨, 비타민 A는 5배, 비타민 B₁은 4배, 비타민 B₂는 생 토마토의 6배, 비타민 C는 2.5배가 더 많다. 반면 토마토주스는 생 토마토에 비해 비타민 C나 칼슘 등이 더 줄어드는 것으로 나타났다.

토마토의 영양 성분 중에서 가장 탁월한 성분은 리코펜(Lycopen)이다. 토마토의 붉은 색을 내는 물질인 리코펜은 세포의 대사에서 생기는 활성화산소와 결합해 이를 몸 밖으로 배출하는 역힐을 한다. 또한 리코펜은 전립선암을 비롯한 각종 암 발생 위험을 현저히 줄여 줄 뿐만 아니라, 우리 몸의 신진대사를 원활하게 해주고 동맥의 노화진행을 늦추는 것으로 보고돼 있다.

리코펜은 흡수과정에서 기름에 잘 녹는 지용성이기 때문에 생 토마토보다 기름으로 조리한 토마토를 먹거나 지방성분과 함께 먹으면 더 잘 흡수된다.

토마토주스를 아무리 많이 마셔도 체내 리코펜 농도는 큰 차이가 없지만, 기름으로 가볍게 조리한 토마토를 먹으면 곧바로 혈중 리코펜의 농도가 2~3배로 뛰어오른다. 리코펜은 토마토에만 들어 있는 것이 아니라 수박, 붉은 고추, 당근 등 빨간색 야채나 과일에도 풍부한 것으로 조사됐다.

우리나라에서는 여성들이 피부미용의 일환으로 오이를 사용해 마사지를 하나 서양에서는 토마

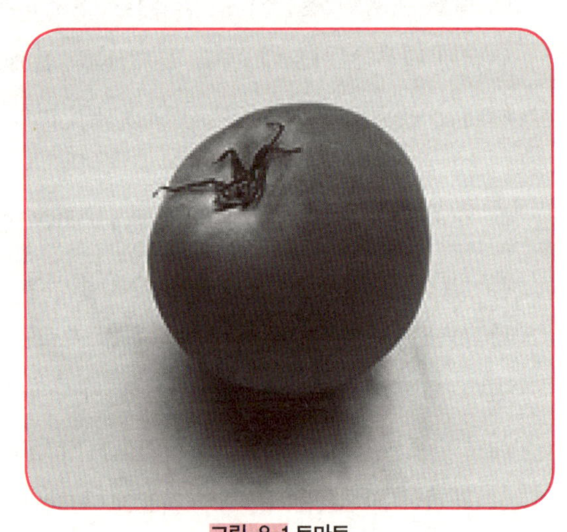

그림-8-1 토마토

토를 슬라이스 해서 붙인다. 오이는 잠시 피부의 탄력과 미백효과를 주나 토마토는 리코펜 성분이 혈관에 침투해 주름살이 생기는 것을 예방해주는 효과가 있다.

리코펜이 많은 토마토 고르는 방법

리코펜은 어떤 음식보다도 토마토에 가장 많으며 특히 붉은색 완숙 토마토에 풍부하다.
– 덜 익은 토마토보다 완전히 익은 붉은 토마토에 리코펜 성분이 풍부하다.
– 덜 익은 토마토를 따서 익힌 것보다는 완전히 붉은색으로 익었을 때 딴 것이라야 좋다.
– 꼭지 주위를 감싸고 있는 검은색 코르크 조직이 완전히 익은 후 수확한 것이 좋다.

리코펜이 많아지게 하는 조리법

– 리코펜의 흡수과정에서 지방을 필요로 하는 기름에 잘 녹는 지용성이기 때문에 날 토마토보다 기름으로 조리한 토마토를 먹거나 지방성분과 함께 먹으면 더 잘 흡수된다.
– 리코펜은 생것보다 열을 가하면 더 활성화되어 양이 증가하고 흡수율도 더 높아진다.
– 토마토를 삶거나 끓여서 올리브유 등과 섞어 먹으면 리코펜의 체내 흡수율이 생 토마토보다 월등히 증가한다.
– 덩어리째 먹기 보다는 다지거나 으깨서 먹을 때 리코펜의 흡수율이 높다.
– 토마토를 가열하여 다지거나 으깨고, 여기에 올리브유를 넣으면 생 토마토를 먹을 때 보다 9배 이상 리코펜 성분을 더 흡수할 수 있다.

2. 암을 예방해주는 마늘

마늘에 관한 효능은 한 마디로 신기하다. 마늘은 우리의 오랜 역사와 함께하고 있다. 마늘의 원산지는 역사 기록에 의해 중앙아시아와 이집트로 추정하고 있다. 그래서 중앙아시아를 중심으로 가까이에 위치해 있던 아시아 쪽으로는 인도·중국·한국·아프리카 각지에 전파되었다. 유럽 쪽으로는 지중해 연안에 주로 전파되었다. 중국에 전파된 것은 BC 2세기경으로 지금의 이란으로부터 도입되었다고 하며 우리는 중국으로부터 유입된 것으로 보인다.

우리나라에서의 재배기원이나 도입 시기에 대해서는 명확하지 않으나 삼국유사에도 나올 뿐만 아니라, 삼국사기에 기록이 있는 것으로 보아 마늘의 이용과 재배역사가 매우 오래되었다는 것을 알 수 있다. 특히 마늘의 역사 기록 중 우리나라에서 빼놓을 수 없는 것은 단군신화인데 이는 사람이 되고 싶은 곰이 마늘과 쑥을 먹고 여자가 되어 하늘의 아들인 환웅과 결혼하여 시조 단군을 낳았다는 신화이다. 이처럼 신화에 등장할 만큼 우리 민족에게는 마늘은 오래 전부터 친숙한 관계임을 알 수 있으며 실제로 마늘의 신비성과 함께 기초적으로 약용식물로 활용되어 왔음을 알 수 있다.

기원전 4세기경 마케도니아 왕국의 필립포스 2세의 아들로 태어난 알렉산더 대왕은 BC 334년부터 동방원정을 시작하여 아케메네스 왕조 페르시아제국을 멸망시키고 중앙아시아와 인도 북서부에 이르는 광대한 세계제국을 건설하였다. 본국에서 멀리 떨어져서 오랫동안 전투를 치루는 군사들의 강인한 정신과 스테미너 보강을 위해 병사들에게 마늘을 먹였다.

페스트는 14세기에 중앙아시아로부터 유럽 전역을 휩쓴 전염병으로, 당시 유럽 전체 인구의 1/4에 해당하는 2500만 명이 피부색이 흑자색으로 변하며 죽어갔으므로 흑사병(黑死病)이라 하며 두려워하였다. 이러한 페스트 전염병의 치료약으로 18세기부터 마늘의 알리신이라는 휘발성 물질이 사용되기도 하였다. 이외에도 제1차 세계대전 중에 영국군에서는 부상병들의 상처와 화농의 치료약으로 마늘을 사용했다. 마늘은 싸움터에서는 힘을 쓰기 위해, 전염병에는 치료제로, 그리스의 경기자들은 스테미너를 위해서 애용되었다.

현대에 와서는 영국의 BBC 방송은 마늘이 감기를 예방할 뿐 아니라 감기의 회복을 촉진시키는 데 특효가 있다는 사실이 확인됨으로써 감기 예방과 치료에 획기적인 전기가 이루어질 것으로 전망된다고 보도하였다. 미국 국립암연구소(NCI)의 연구원인 웨이 첸 요 박사는 마늘을 많이 먹는 지역 주민들은 위암 발생률이 낮다는 역학조사 결과를 발표하여 주목을 받았다. 미국 바스틸 대학 연구원도 시험관내에서 마늘추출물이 헬리코박터 필로리균을 죽이는 힘이 있다는 것을 실증적으로 확인했다.

그렇다면 마늘의 위대한 효능은 과연 어떤 성분이 그렇게 만드는 것일까? 그것은 바로 마늘에서 가장 중요한 성분인 알리신(allicin)과 알리인(allin)이 있기 때문이다. 알리신(allicin)은 알리인(allin)과 효소 알리나제(allinase)의 결합에 의하여 생성되는데, 여러 물질과 용이하게 결합하는 성질을 가지고 있으며 특히 체내에서는 지방, 당, 단백질과 결합하여 새로운 물질이 되어 인체에 여러 가지로 유익하게 작용한다. 따리서 마늘이 다양한 질환에 효능이 있는 것은 주로 알리신의 특성에 의한 것이라 할 수 있다. 특히 알리신 1mg은 페니실린 15단위 상당의 살균 효과를 가지고 있으며, 소독 액 석탄산보다는 1.5배 이상 강력한 효과를 보유하고 있다. 그리고 알리신은 피를 엉기지 않게 하는 항 혈전 작용과 피 속의 콜레스테롤을 감소하는 작용을 한다. 이외에도 알리신은 인체의 신경에 작용하여 신경세포의 흥분을 진정시키는 작용을 하며 체내에서 비타민B1(thiamin)과 결합하여 비타민B1(thiamin)의 분해를 방지하고 신진대사를 촉진함으로써 "마늘을 먹으면 힘이 솟는다."는 이론을 뒷받침하고 있다.

마늘의 알리신은 열에 약하기 때문에 섭씨 60℃만 넘게 되면 제대로 기능을 발휘하지 못한다. 따라서 마늘을 익히거나 구우면 생으로 먹는 것보다 영양분이 파괴되고 강장효과가 떨어진다. 그러나 너무 매운 것을 생으로 먹으면 마늘의 매운맛이 독이 될 수도 있기 때문에 굽거나 익혀 먹는 것도 좋은 방법이다. 익은 마늘에는 영양분의 변화로 인하여 일부효과는 줄어들지만 구운 마늘이 효과가 없다고는 할 수 없다.

우리 음식에서는 마늘을 양념으로 먹기 때문에 모르는 사이에 적당히 섭취하고 있는 셈이지만 그래도 섭취량을 늘리고 싶다면 되도록 가열하지 않고 먹는 것이 좋다. 마늘을 가열하지 않고 먹는 방법은 마늘을 꿀과 같이 으깨어 만든 것을 매일 먹어도 좋고 식초, 소금물에 담가 장아찌를 만들어 먹어도 식욕을 돋워주고 위장의 소화기능을 증진시켜주며 소주에 마늘을 넣어서 마늘주를 만들어 먹는 것도 좋은 방법이다.

생마늘을 기준으로 한 번에 먹는 분량이 2, 3톨 정도면 족하고 그 이상 먹으면 오히려 자극성 때문에 좋지 않다. 굽거나 익힌 마늘은 4개 정도 먹는 것이 좋다.

마늘이 좋기는 한데 마늘 속에는 세포막을 사이에 두고 알리인(allin)과 알리나제(allinase)라는 효소가 들어있어 마늘을 먹게 되면 이 세포막이 파괴되고 알리인(allin)은 분해되어 알리신(allicin)이 되어 독특한 악취를 풍기게 된다. 따라서 마늘을 먹으면 본인은 물론 주위의 사람들에게 좋지 않은 냄새를 풍기게 되는 것을 두려워해 마늘을 먹는 것을 자제하는 사람들이 많다. 마늘의 냄새를 막기 위해서는 다음과 같은 방법이 있다.

마늘의 냄새를 없애는 방법

– 마늘을 구워 먹는다.

　마늘을 구우면 알리신 성분이 날아가 냄새가 상당히 줄어든다.

– 식초에 담가 먹는다.

　마늘 냄새를 내는 효소는 산에 의해 파괴되어 버리기 때문에 식초에 오래 담가두고
　먹는 것도 좋다.

입안의 마늘 냄새를 없애는 법

사람들이 마늘을 꺼리는 이유는 바로 냄새 때문이다. 특히 데이트나 사업상 중요한
사람을 만날 때 입에서 나는 마늘 냄새는 분명 좋은 인상을 주지 못한다.
다음과 같은 방법을 쓰면 어느 정도 제거된다.

– 마늘을 먹은 후 녹차 잎을 씹으면 효과적이다. 녹차 안의 후라보노이드가 마늘
　냄새를 흡수해 준다. 이와 같은 의미로 후라보노이드 껌을 씹는 것이 좋다.

– 파슬리 잎을 씹으면 신기하리만큼 마늘 냄새가 사라진다.

– 우유를 마시면 냄새가 많이 줄어드는데 이는 우유성분의 아미노산이 마늘 냄새의
　성분인 아닐린과 결합하기 때문이다.

– 김을 한 장 먹으면 마늘 냄새가 사라진다.

– 커피 원두 5～6알을 입안에서 잘근잘근 씹으면 원두성분이 마늘 냄새와 결합되어
　냄새가 없어진다.

– 땅콩을 씹어 먹어도 좋다.

– 단백질이 마늘 냄새와 잘 결합하는 것을 이용, 치즈, 계란, 소시지 등을 함께 먹어도
　좋다.

– 껌을 씹으면 침의 분비가 증가해 침 안의 단백질이 마늘냄새 성분과 결합하여
　위장으로 넘어가 냄새를 제거하는 효과가 있다.

3. 노폐물 배설에 효과적인 차(茶)

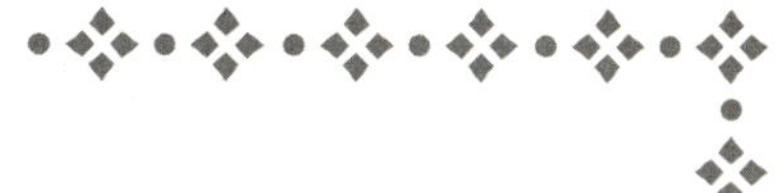

한문으로 차(茶)를 풀이하면 十十(20)과 八+八(88)=108획이 된다. 이것을 가리켜 차를 마시면 108세까지 108 번뇌를 없애며 살 수 있다고 한다. 차나무는 산맥이 뻗어 있는 방향으로나 또는 강의 흐름을 따라서 자연적인 상태로 야생하거나 재배가 되는데 차나무도 그 땅의 기운을 먹고 자라기 때문에 옛 어른들은 차나무를 심고 수확하는데도 지세를 살펴서 정성스러운 마음으로 차 농사를 지었다고 한다.

차는 차나무의 어린잎을 가공하여 만든 것(녹차, 황차, 오룡차, 홍차 등)을 말하며, 이것을 뜨거운 물에 우린 음료 역시 차라고 한다. 요즘 우리가 마시는 모든 마실 거리 즉, 음료(율무차, 유자차, 쌍화차, 생강차, 오미자차, 인삼차, 모과차 등)를 차라고 하고 있지만 엄밀히 말하자면 차가 아니다. 이들은 차를 대신해서 곡류나 식물의 열매 혹은 뿌리 등의 다른 재료를 뜨거운 물에 끓이거나 우려서 먹으므로 대용차(代用茶)라 부를 수 있다.

차는 역사적으로는 중생대 말기에서 신생대 초기에 생겨난 식물로 식물학적인 기원은 대개 6천만~7천만 년 전으로 추정하고 있다. 이와 같이 오랜 역사를 갖고 있는 차를 언제부터 사람들이 마시기 시작했는지에 대해서는 명확히 알 수가 없다. 하지만 차나무는 중국 동남부의 산악지대와 티베트산맥의 고원지대를 원산지로 보고 있다.

처음부터 차는 마시는 음료로서 이용된 것은 아니고, 음식과 약의 기능을 갖는 '식야동원(食藥同源)' 소재로서 이용되기 시작하여, 천지의 신과 조상의 제례에 사용하면서 점차 일상의 생활 중에 마시는 기호음료로 정착되었다.

녹차는 차 중에서도 가장 강력한 항암 효과를 갖고 있다. 중국의 예방의학과학원의 연구 결과에 따르면 녹차, 홍차, 우롱차 등 모든 찻잎에 N-니트로소화합물의 합성을 억제하는 항암 효과가 있는 것으로 밝혀졌다. 이 중에서도 녹차의 항암 효과는 강력하여 홍차의 억제율이 43%인데 비해 녹차는 무려 85%에 이르렀다. 일본의 주요 녹차 생산지인 시즈오카 현 내에서 차산지로 유명한 오이키와 지역 주민들의 암 사망률은 차를 생산하지 않는 지역에 비해 매우 낮고, 위암 사망률은 전국 평균의 1/3에 지나지 않은 것으로 나타났다.

차의 성분 중에는 항산화 작용을 하는 성분이 많이 함유되어 있어 노화를 억제시키고, 찻잎에는 일반 음식에서 결핍되기 쉬운 미네랄과 유기물이 풍부하게 들어 있다. 차에 들어 있는 폴리페놀의 노화억제 작용은 비타민 E의 무려 18배나 되며, 레몬의 5배나 되는 비타민 C를 함유하고 있어서 피부가 거칠어지는 것을 막고, 피하 조직에 탄력성을 주며, 보습성을 유지해 피부를 곱게 해 주는 역할을 한다.

또한 나이가 중년에 접어들수록 성인병을 조심해야 하는데 차에는 이러한 성인병을 예방하는 성분이 들어 있어 자주 마시면 건강을 지킬 수 있다. 일반적으로 고혈압의 주요 원인은 소금인데, 소금 속의 나트륨 성분이 혈액의 삼투압을 상승하게 하기 때문이다. 차에는 칼륨 성분이 있어서 나트륨을 체외로 배출하도록 하며, 고혈압을 막아 주는 역할을 한다. 또한 차는 열량이 거의 없는 저칼로리 음료이기 때문에 체중조절에 더없이 좋은 음료이다. 운동하기 전에 차를 마시면 에너지원으로서 지방이 우선적으로 연소되기 때문에 다이어트에는 그만이다. 그래서 식사 후에 차를 마시면 다이어트에 좋다. 차의 카테킨이 지방 분해 효소의 작용을 강화시켜 주기 때문이다. 중국 사람들이 고지방 육류를 많이 먹고 기름진 음식을 먹지만 다른 나라에 비해 뚱뚱한 사람이 적은 것은 물 대용으로 항상 차를 마시므로 비만을 억제해 주기 때문이다.

차에는 이러한 효능 이외에도 아주 중요한 기능이 중금속을 해독하는 효능이다. 산업화가 되어 갈수록 우리가 먹는 과일이나 채소류, 어패류에 이르기까지 중금속에 오염되어 건강을 위협한다. 일반적으로 중금속은 호흡기나 소화기를 통해 체내에 들어가면 배설되지 않고 축적되어 중금속 중독을 일으킨다. 차의 카테킨 성분은 방사성 동위원소를 제거시켜 주고, 수은이나 카드뮴과도 상호 결합하여 몸 밖으로 배출시킨다. 담배에 들어 있는 니코틴도 마찬가지다. 치의 폴리페놀 성분은 담배의 니코틴과 쉽게 결합하여 체외로 배출하도록 도와주는 역할을 한다.

이처럼 녹차는 놀라운 효능을 가지고 있다. 그러나 문제는 이렇게 몸에 좋은 녹차도 사람에 따라서 받는 사람이 있고 받지 않는 사람이 있다는 것이다. 즉 몸이 차거나 빈혈이 있는 사람에게는 차가 좋지 않다. 따라서 "녹차는 무조건 몸에 좋다!"는 부화뇌동 식의 음용은 몸에 오히려 해로운 결과를 초래한다는 것이다. 따라서 차 한 잔을 우습게 알지 말고 체질에 따라서 맞는 차와 맞지 않는 차를 구별하여 음용하는 지혜가 필요하다.

차의 저장 방법

차를 만드는 것도 중요하지만 차를 잘 저장하는 것 또한 매우 중요하다. 차는 생물이므로 잘못 저장하게 되면 내용물이 변질되어 오히려 우리 몸에 해로운 물질이 된다. 옛날 사람들은 나무 합이나 항아리, 호리병 등에 담고 한지나 죽순 껍질로 몇 겹씩 싸기도 하고, 창포 속잎으로 차병을 싸기도 했다. 습도가 높을 때나 장마철에는 내부에 잘 피운 화로 등으로 습기를 쫓고 공기가 따뜻하도록 했다. 그렇게 하고도 마음이 놓이지 않을 때는 차를 꺼내어 여린 불로 볶기도 하였다. 오랫동안 먹을 차를 보관하기 위해서 적당한 크기의 깨끗한 옹기에 한지나 비닐 봉투를 넣고, 그 봉투에 소포장한 차를 넣어 옹기 입을 비닐로 잘 막아 보관한다. 옹기는 습기가 없고 직사광선이 없는 곳, 즉 온도의 변화가 적은 곳에 보관한다. 소포장한 차를 넣은 옹기를 재(灰)를 담아 둔 옹기에 묻어 두면 더욱 좋다.

자주 먹는 차는 밀폐용기에 보관하며 한번 개봉한 차는 되도록이면 빨리 먹어야 한다. 손이 젖었을 때나, 화장품, 비누 등의 방향성 물건을 만진 다음에는 차를 만지지 않는다. 차 봉지의 개봉 시간은 되도록 짧게 하고, 건조하고 잡냄새가 없으면서 온도의 변화가 적은 곳에 두고 사용한다.

생차 잎의 수분은 75~80% 정도지만 만들어진 차는 함수량이 3~4%에 불과함으로 공기 중에 있는 아주 적은 습기나 다른 잡냄새 등을 아주 잘 흡착한다. 따라서 빨리 달여 먹어야 한다.

고급차일수록 습도, 온도 변화, 광선, 냄새 등에 예민하여 변질되기가 쉽다. 특히 말차의 경우는 깨끗한 밀폐용기에 넣어 냉동실에 보관하는 것이 좋다.

4. 밭에서 나는 고기
콩

콩은 '밭에서 나는 고기'라 불릴 정도로 필수 아미노산이 풍부한 완전 단백질 식품이다. 콩은 KBS의 〈위대한 밥상〉에서 한국인이 꼭 먹어야 할 '비타민 10대 밥상'에서 당뇨 예방에 좋은 음식으로 뽑혔다. 굳이 콩에 대한 장점을 이야기하지 않아도 앞에서도 말했듯이 우리나라 100세 이상의 인구가 장수하는 비결로 지적한 것도 바로 콩이다. 즉 콩은 우리의 대표적인 건강식품이면서도 장수식품인 것이다. 그렇다면 콩이 왜 그렇게 좋은 것인가?

〈위대한 밥상〉에서는 당뇨병을 위해선 평소 혈당지수가 낮은 음식을 섭취하는 게 좋은데 바로 콩이 혈당지수를 낮출 수 있는 대표적인 음식이라고 하였다. 미국의 일리노이 대학 존 어드먼 박사의 연구보고서에 따르면 콩 식품이 당뇨병 환자의 뇨 단백을 감소시킴으로써 저하된 신장 기능을 호전시킨다는 결과도 있다. 또한 콩 속에 풍부한 식이섬유는 위와 장에서 포도당의 흡수 속도를 낮추어 당뇨병을 억제하고 급격한 혈당상승을 막는 효능이 있다고 하였다.

뿐만 아니라 사람의 살, 피, 뼈, 머리카락, 손톱, 발톱, 효소까지도 단백질로 구성이 되어있기 때문에 단백질은 절대적으로 필요한데 콩에는 단백질이 많이 들어 있다. 특히 콩 속에 들어 있는 식물성 단백질은 40대 여성들이 걸리기 쉬운 골다공증을 예방하는 데 효과적이다.

그러나 단백질을 동물성으로만 섭취하게 되면 지방이 과잉 섭취되어서 심혈관 장애로 인한 고혈압, 중풍 등을 유발시킨다. 또한 성장기의 단백질 과잉섭취는 성인병 발생 시기도 앞당겨 식원병의 원인이 되고 있다. 따라서 동물성 단백질을 대체할 수 있는 식품으로 콩을 주목할 필요가 있다.

현재 우리가 먹는 백미 위주의 식사는 비타민 B군이나 섬유질이 부족한 음식물이 대부분이다. 그러나 콩에는 쌀밥을 주식으로 하고 있는 한국인들에게 탄수화물 대사를 순조롭게 하는 비타민 B1, B2, B6가 많고 섬유질, 무기질이 풍부하게 들어있다. 이외에도 콩에는 이소플라본과 아미노산이 풍부하다.

이소플라본은 콩의 배아 부분에 많이 포함되어 있으며, 여성 호르몬을 닮은 구조를 가지고 있어, 특히 여성의 아름다움을 끌어내는 데 좋은 식물성분이다. 이소플라본은 '식물성 여성호르몬 에스트로겐'으로 폐경기 이후에 나타날 수 있는 여러 가지 갱년기 증상을 개선시켜 주며, 대두에서 추출한 식물성 물질로써 부작용이 없어 인체에 안전한 물질이다. 에스트로겐의 표적 장기는 유방, 자궁, 난소 및 고환과 전립선을 포함한 여성 및 남성의 생식기관들과 뇌이며, 뼈의 유지와 심혈관계에 생리적으로 매우 중요한 역할을 한다.

콩에 들어 있는 중요한 성분 중의 하나가 아미노산인데 아미노산은 단백질의 구성성분이다.

학자들에 의하면 콩 단백질을 구성하고 있는 아미노산은 글리신과 알지닌이 육류보다 높아서 콩을 먹었을 때 혈액 속의 인슐린 양을 낮춰서 간에서의 콜레스테롤 합성을 적게 하도록 만든다는 것이다. 그리고 콩에

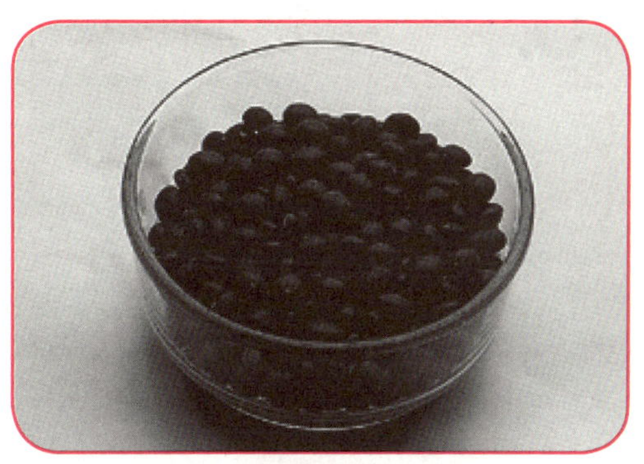

그림-8-3 콩

는 유황을 가진 아미노산의 양이 적으며, 콩 속의 칼슘이 뼈를 보호할 수 있다.

콩 자체만 먹어도 몸에 좋지만 그 보다 더 좋은 방법은 현미와 잡곡으로 된 주식과 콩을 함께 먹으면 완전한 영양을 섭취할 수 있다.

5. 심장병 예방에 좋은 고등어

지방질이 많은 정어리와 전갱이 및 꽁치와 함께 4대 등 푸른 생선으로 불리는 고등어는 크기와 계절, 어장 등에 따라 수분과 지방의 함량이 달라져 그 맛이 제각각이다. 흔히 고등어를 '바다의 보리'라고 부르는데, 이것은 고등어가 밭에서 나는 보리처럼 저렴하면서도 영양가가 높아 서민들이 부담 없이 즐길 수 있는 음식이기 때문이다.

고등어에는 동물의 성장이나 정상적 생리 기능을 유지하기 위한 필수 지방산이 포함되어 있어 어린이나 수험생, 노약자들에게 좋은 식품이다. 그래서 고등어를 일주일에 2번 이상 섭취한 경우, 불포화 지방산인 오메가-3의 함량이 높아져 심장병으로 인한 사망률을 무려 81% 줄일 수 있다고 한다.

특히 고등어에 들어 있는 뇌세포 활성물질인 DHA가 풍부하게 들어 있어 어린이들의 기억력을 높여줄 뿐 아니라 뇌가 활동하는데 많은 도움을 준다. 또한 고등어의 불포화지방산은 혈관확장, 혈소판응고 억제, 콜레스테롤을 저하하는 작용을 하며, 고등어에 풍부한 셀레늄은 심장의 통증을 완화시켜주고, 심장발작을 미연에 막아주는 물질로 심장병에 탁월한 효과가 있다.

고등어 맛이 가장 좋을 때는 초가을부터 늦가을까지인데 '가을 배와 고등어는 며느리에게도 주지 않는다.'는 속담이 있을 정도로 맛이 최고다. 시기적으로는 가을부터 겨울에 걸쳐 지방 함량이 최대치이기 때문에 고소하면서도 맛깔난 고등어 맛을 보기에 좋은 시기이다.

고등어의 맛은 신선함이 좌우하는데 신선한 고등어를 고르는 방법은 몸을 눌렀을 때 탄력이 느껴질 정도로 살이 단단하고 광택이 나며 눈이 촉촉한 것이 신선하다. 또한 등에 푸른빛이 돌고, 배 부위는 은백색으로 빛나는 것이 좋다. 아가미를 들춰봐 선홍색이 좋다.

가. 고등어구이를 맛있게 조리하는 방법

– 껍질을 타지 않게 하려면 석쇠에 배 쪽을 먼저 올려놓고 충분히 익힌 다음 석쇠를 뒤집어 나머지를 굽는다.

– 생선구이는 불길이 생선에 직접 닿도록 구워야 재료자체의 풍미를 즐길 수 있다. 프라이팬에 구우면 겉만 빨리 익고 속맛이 깊지 않다.

– 구울 때 생선 껍질이 수축하거나 공기가 들어가 쭈글거리면 맛없어 보인다. 따라서 최대한 원래의 형태를 유지하여 구우려면 생선 껍질 몇 군데를 포크로 꼭꼭 찍어 구멍을 낸다. 이렇게 하면 불기운이 고루 통하기 때문에 껍질이 수축하여 벗겨지거나 살이 흐트러지는 것을 막을 수 있다.

– 생선을 곱게 잘 굽는 비결은 먼저 석쇠를 뜨겁게 달군 다음 생선을 굽는 것이다. 그리고 굽기 전에 식초를 조금 발라서 구우면 석쇠에 생선이 달라붙지 않는다. 이것은 식초가 석쇠의 금속과 생선의 단백질 사이의 반응력을 끊어주는 역할을 하기 때문이다.

– 뚜껑 없는 프라이팬에 구울 때는 쿠킹호일을 동그랗게 만들어 덮어두면 생선찜처럼 속살이 부드럽게 구워진다.

표-8-1 생선 맛있게 굽는 법

등 푸른 생선(붉은 살 생선)	흰 살 생선
바싹 굽는다	살짝 굽는다
생선은 불길이 닿도록 바싹 구워야 풍미가 있다.	너무 바싹 구우면 살이 단단해져서 맛이 없다.
껍질 쪽부터 굽는다	살 부분부터 굽는다
고등어, 꽁치	가자미, 도미, 옥돔, 갈치

나. 고등어의 비린내를 없애는 방법

고등어는 맛도 좋고 냄새도 고소해서 다 좋은데 비린내가 나는 것이 문제다. 그리고 오래된 생선일수록 비린내가 더 난다. 생선에서 비린내가 나는 이유는 생선의 신선도가 떨어지면서 생기는 트리메틸아민이라는 물질 때문이다. 이 비린내를 없애는 방법은 다음과 같다.

– 된장을 넣어 삶으면 비린내가 사라진다.

– 우유에 담가두면 우유에 들어있는 단백질이 냄새를 흡수한다.

– 생강이나 파를 넣는다.

– 소금을 뿌려 냄새 나는 물질이 빠져나가게 한다.

– 레몬즙이나 식초를 발라준다.

– 포도주나 청주에 적신다.

– 쌀뜨물에 담가둔다.

– 마늘이나 생강즙을 바른다.

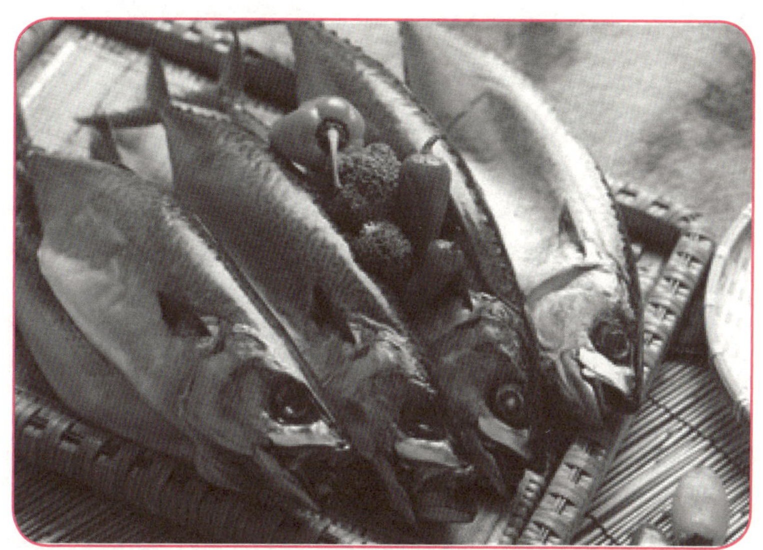

그림-8-4 고등어

Q 고등어를 냉장고에 비린내 없이 보관하는 방법

고등어를 냉장고에 보관하기 위해서는 구입할 때부터 즉시 창자와 아가미 등을 제거해 달라고 한다. 집에서는 손질한 생선을 흐르는 물에서 빨리 피를 씻어내고 다시 바닷물보다 약간 엷은 소금물(물 3컵, 소금 1큰 술)로 내부를 정성껏 씻어 냉장고에 보관한다. 이 때 소금물은 살균 효과도 있고, 틈새의 피까지 빼준다.

조리 도구의 생선 비린내 제거

- 손이나 칼, 도마에서 냄새가 날 때 레몬이나 귤, 생강즙으로 닦으면 좋지 않은 냄새를 모두 없앨 수 있다.
- 생선을 익힌 냄비에 밴 비린내는 차 찌꺼기와 물을 함께 넣어 약 10분간 끓이면 없어진다. 그리고 물에 약간의 술을 풀어 헹구어도 비린내가 사라진다.
- 생선을 구운 판은 뜨거울 때 식초를 떨어뜨려 씻으면 비린내를 쉽게 제거할 수 있다.

6. 시력보호에 좋은 김

한국 사람들이 좋아하는 식품으로 손꼽히는 것이 바로 김이다. 김은 바닷가의 바위 옷 같다하여 해의(海衣) 또는 해태(海苔)라고 부르기도 한다. 김은 농축산물에 비해 영양분의 소화 흡수량이 높아 총 영양분의 70%가 소화 흡수되며 요리가 쉽고 맛이 뛰어나 많은 사람들로 부터 사랑을 받고 있다. 그러나 세계에서 김을 먹는 나라는 우리나라와 일본뿐이다. 김을 만드는 방법은 김을 바다에서 채취하여 바닷물에 씻은 다음 칼로 잘라 종이 모양으로 펴서 건조시켜 마른 김을 만든다.

옛말에 정월 대보름에 밥을 김에 싸서 먹으면 눈이 밝아진다고 했다. 서양에서는 흔한 요오드 결핍증이 우리나라에 없는 것은 김을 먹었기 때문이다. 평소에 비타민 A가 부족하면 시력감퇴뿐만 아니라 야맹증까지 생길 수 있는데 김에는 눈의 비타민이라고 불리는 비타민A가 매우 풍부하다.

한 장의 김에 들어 있는 단백질은 계란 1개와 같고, '비타민 A는 계란 3개와 똑같은 양이 들어 있으며, 미네랄, 무기질은 쇠고기의 100배 정도 들어 있다. 비타민 C는 귤의 3배, 레몬, 토마토와 비슷하다. 또한 김은 어느 식품보다 더 풍부한 단백질을 함유하고 있다. 콩의 경우 식물성 단백질의 함량이 34.3%정도이지만 김의 경우에는 38.8%로 높다. 특히, 트레오닌·발린·로이신·이소로이신·리신·메티오닌·페닐알라닌·트립토판 등의 필수아미노산의 함량이 많다.

김에는 지방이 1%도 안 들어 있어 구울 때는 기름을 바르는데, 기름을 바르지 않고 굽는 것보다 색깔도 좋고 맛과 영양이 향상된다. 김에 기름을 발라먹는 방법을 처음 개발한 나라는 일본인데, 현재 일본에서는 기름과 소금에 재서 만든 구이 김이 자취를 감추고 있다. 아무리 신선한 기름을 사용했더라도 유통 중 공기와 햇볕으로 산화가 되어 유해 성분이 생기기 쉽기 때문이다.

김을 보관하는 방법으로는 김은 습기를 피해야 하므로 비닐봉투에 넣어 냉동실에 보관하였다가 사용하면 맛과 향을 유지시킬 수 있다.

좋은 김 선택법

김은 두껍고 구멍이 없어야 한다.
- 제품의 치수를 잘 맞추어야 한다.
- 잡티가 섞여 들어가지 않아야 한다.
- 찢어진 마른 김이나 규격보다 작은 김이 섞이지 않아야 한다.
- 빛에 비춰보아 파랗게 보이는 것이 좋다.
- 냄새가 좋은 것을 고른다.
- 광택이 있는 것이 좋다.

7. 식욕을 자극하고 면역강화에 좋은 풋고추

풋고추는 중부아메리카가 원산지로 임진왜란을 통해서 17세기 초엽에 전래되었다. 조선시대에는 고추를 고초(苦草)라고도 표기하였다. 고(苦) 자가 조선시대에는 맵다는 뜻으로 쓰였던 바, 매운 고추의 특성을 나타내고 있다. 풋고추는 빨간 고추가 익기 전의 푸른색을 띤 상태를 말한다.

고추 100g에는 비타민 C가 사과보다 50배나 많이 들어있고, 귤보다는 2~3배나 더 많이 들어 있다. 따라서 비타민 C의 하루 권장량이 풋고추 2개면 충분하다. 고추의 비타민 C는 고추 속의 캡사이신 때문에 산화되지 않아서 조리를 해도 손실이 별로 없다. 풍부한 비타민 C가 우리 몸에 들어온 바이러스에 대항하는 면역능력을 높여주고 질병치유에도 효과가 있다.

그리고 풋고추에 들어 있는 매운 성분인 캡사이신은 에너지 대사를 높이고 내장 기능을 튼튼하게 해주는 효과도 있다. 캅사이신은 기름의 산패를 막아주고 젖산균의 발육을 돕는 기능을 한다. 또한 고추에는 단백질과 지질도 풍부하게 들어 있다. 탄수화물로는 당질과 섬유질이 들어 있고, 무기질로는 칼슘과 인 그리고 철분·칼륨 등이 골고루 들어있다. 고추는 몸속을 데워주고 피부를 자극하는 효과가 있다. 성질이 뜨겁고 맵기 때문에 몸이 차고 소화기관이 약한 사람에게는 매우 좋은 식품이다.

고추의 매운 맛은 소화를 잘 시키고 침샘과 위샘을 자극하여 위산 분비를 촉진시킨다. 고추의 매운 맛의 주성분은 캡사이신인데, 이 성분은 혈관을 확장시키고 혈 행을 좋게 하며 위액 분비를 촉진해 식욕을 돋우고 소화를 좋게 하는 작용을 한다.

풋고추는 김치나 다른 요리에 적당히 이용하면 식욕을 돋우고, 소화율을 높여 발육을 돕는다. 고추를 발효 식품에 적당량 첨가하면 유산균의 발육이 아주 활발해진다. 김치에 고추를 넣으면 고추의 캡사이신에 의해 젖산균의 발육이 좋아진다. 따라서 김치를 먹으면 유산균 음료를 따로 마실 필요가 없다.

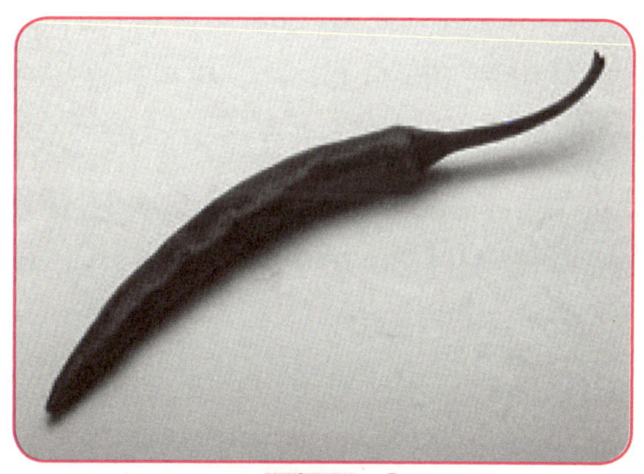

그림-8-5 고추

8. 다이어트에 좋은 버섯

    버섯은 채소와 육류의 장점을 골고루 갖추고 있고, 무기질이 풍부하고 육류처럼 단백질이 적절히 들어 있어 서양에서는 채소스테이크라고 부른다. 버섯이라는 말은 고등식물의 꽃과 과실에 해당하는 균사의 덩어리를 가리키며, 학문적으로 자실체라고 하는데, 한편으로는 자실체를 만드는 균류들을 총칭해서 버섯류라고도 하고 있다.

    버섯은 비만, 고혈압, 당뇨병, 동맥경화 등의 성인병을 예방하고, 암세포의 증식을 억제하는 작용이 있는 것으로 인정되었으며, 나아가서 칼슘, 철분, 아연, 마그네슘, 칼륨 등의 무기질과 각종 미네랄과 식이섬유를 포함한 저 칼로리 건강식품이다. 버섯은 칼로리가 낮을 뿐 아니라 비타민 B군, 나이아신, 비타민 D 등이 충분히 들어 있다. 그래서 몸무게는 낮춰주고, 영양은 올려주게 된다.

    일본 국립건강 영양연구팀의 연구에 따르면, 하루섭취 칼로리 당 식이섬유의 양이 많은 사람일수록 비만확률이 낮은 것으로 조사되었다고 한다. 버섯은 칼로리가 없으면서도, 씹는 감촉이 독특해, 포만감을 느낄 수 있어 좋은 식품이다. 뿐만 아니라, 버섯 특유의 강한 향기가 양념을 적게 하고도 버섯의 맛을 즐길 수 있게 도와준다. 버섯은 필수 아미노산과 다양한 비타민을 함유하고 있으면서도 섬유소가 많이 들어 있어 변비의 예방과 치료에도 탁월한 효과가 있으며, 건강을 지키며 살을 뺄 수 있는 최상의 식품이다.

하루에 한 번 이상, 한 줌씩 먹는데, 버섯 특유의 향이 진하기 때문에 양념은 약하게 하는 것이 좋다. 버섯을 볶을 땐 삶지 말고 씻은 후 물기를 뺀 뒤, 바로 볶아야 향이 없어지지 않는다. 가능한 볶는 것보다 구워 먹는 것이 칼로리가 높아지지 않고 맛이 담백해 부담 없이 먹을 수 있다.

버섯을 통해서 다이어트를 하려면 식사는 거르지 말고 하되 밥을 먹기 전에 버섯을 먹는 것 좋다. 버섯을 먹을 때는 되도록 천천히 먹어야 공복감이 사라지고 다이어트에 도움이 된다. 버섯으로 다이어트를 해도 반드시 버섯을 먹은 후에는 현미, 통밀로 된 곡류를 적당히 섞어서 먹어야 균형 잡힌 식사를 할 수 있다.

성인병 및 암을 예방하는 건강식품으로 다이어트에도 탁월한 효과가 있는 버섯의 종류로는 느타리버섯과 목이버섯, 만가닥버섯, 송이버섯, 세송이버섯, 팽이버섯 등이 있다.

버섯을 맛있게 먹는 요리 방법으로는 밥을 지을 때 버섯을 넣어 짓는 버섯 밥, 버섯을 알루미늄 호일에 싸서 오븐에 구워낸 다음, 레몬즙을 뿌려 소금을 찍어 먹는 버섯구이, 버섯을 오븐에 구운 뒤, 좋아하는 각종 야채를 섞어 진간장과 참기름을 조금 넣고 골고루 무친 버섯 무침 등이 좋다.

버섯은 0℃로 보관하며 습도는 90%를 유지한다. 저장기간은 3-4일이 적당하다.

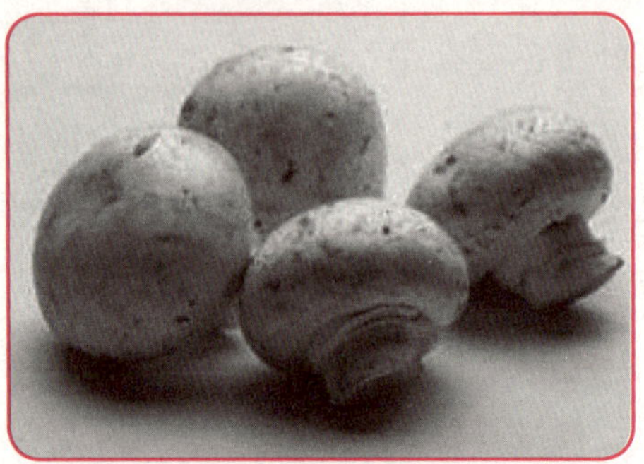

그림-8-6 버섯

좋은 버섯 판별법

- 버섯의 고유 형태를 유지하며 버섯 갓이 피어나지 않는 것이 좋다.
- 작은 것이 좋으며 색깔이 퇴색되지 않고 선명한 것이 좋다.
- 색이 뽀얗고 갓이 단단한 것이 좋다.
- 표면이 깨끗하고 흠이 없는 것으로 고른다.
- 뿌리가 짙은 갈색으로 변했거나 말라 있는 것은 오래된 것이므로 피한다.
- 표고버섯은 갓 뒷면이 하얗고 주름이 선명하며 살이 두툼하고 줄기가 짧은 것이 상품이다.
- 팽이버섯의 경우는 갓이 순백색을 띠고 키가 작으면서 가지런한 것이 좋다.

9. 활성산소 해독에 좋은 부추

　부추는 달래 과에 속하는 채소로 사투리로는 정구지라고도 한다. 부추는 다른 종류의 파에 비하면 독특한 향으로 사랑을 받고 있다. 부추에는 베타-카로틴, 단백질, 지방, 비타민 A와 C가 많은 것이 특징이지만 주목할 만한 성분은 바로 베타-카로틴이다. 베타-카로틴은 우리 몸에 생긴 활성산소를 꼭 붙잡아 활동을 못하게 할 뿐만 아니라 활성산소 자체의 발생을 억제하는 강력한 항산화작용을 해서 활성산소를 억제한다.

　부추에는 매운 자극적인 성분인 알릴화합물(Diallyldisulfide)이 들어 있어 부추의 독특한 향미를 만들고 식욕을 돋우고 소화작용을 도우며, 위를 튼튼하게 한다. 또한 파, 마늘에 비해 월등히 많은 비타민 A를 함유하며, 비타민 C도 많이 함유하고 있어 비타민의 보급원이라고 할 수 있다.

　부추는 강장제로서 작용을 하며 소화를 도우며 식욕촉진 작용이 있다. 균을 억제하고 발한, 해열, 감기 초기에 사용하며 설사를 멎게 한다.

　혈액을 맑게 하고 피부미용에 좋으며 특히 창자를 튼튼하게 하는 강장효과가 있어, 특히 몸이 찬 사람에게는 매우 좋은 식품이다. 또 음식물에 체해 설사를 할 때 된장국에 부추를 듬뿍 넣어 끓여 먹어도 효능이 있다. 봄, 여름철에 색다른 맛으로 준비하는 부추무침은 싱싱한 부추에 초고추장을 넣어 버무려서 요리한 음식으로 상큼한 맛이 있다. 부추를 다듬을 때는 잎 끝의 시든 부분은 잘라 버리고 깨끗이 다듬어 물에 씻어 먹는다. 또한 부추를 손질할 때 기칠게 다루면 잎이 꺾어져서 풋내가 나므로 주의한다. 채로 물기를 뺀 뒤 사용한다.

부추의 저장 방법으로는 먼저 부추를 23cm 정도 큼직큼직하게 썰어 식품 보관용 비닐봉지에 넣어 5℃전후로 냉동 보관시키면 냄새 걱정 없이 오래 먹을 수 있다.

좋은 부추 판별법

- 잎은 싱싱하고, 담록색이 좋다.
- 엽폭이 넓고, 곧게 뻗은 것이 좋다.
- 부추를 고를 때는 너무 자란 것은 억세고 질겨 맛이 덜하므로 여리고 연한 것을 고른다.
- 잎 끝이 진한 녹색이고 뒤틀려 있는 것은 오래된 것이다.
- 잎이 둥글고 가늘며 작은 것을 구입한다.